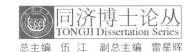

同济博士论丛
TONGJI Dissertation Series
总主编 伍 江 副总主编 雷星晖

郑 莹 李光耀 著

下颌骨系统模型重建
及受力分析的研究

The Study of Mandibular System Model
Reconstruction and Force Analysis

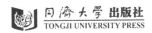

同濟大學 出版社
TONGJI UNIVERSITY PRESS

内 容 提 要

本书介绍运用图像配准和融合方法,将下颌骨的 CT 和增强后的 MRI 医学图像融合;运用三维重建和可视化技术,重构下颌骨系统的三维模型,对下颌骨的运动进行模拟;运用有限元分析方法,对下颌骨系统的受力情况进行分析。

本书适合高校师生及专业研究人员参考阅读。

图书在版编目(CIP)数据

下颌骨系统模型重建及受力分析的研究 / 郑莹,李
光耀著. —上海:同济大学出版社,2018.11
 (同济博士论丛 / 伍江总主编)
 ISBN 978 - 7 - 5608 - 7044 - 1

Ⅰ. ①下… Ⅱ. ①郑… ②李… Ⅲ. ①下颌骨-受力
性能-系统模型-研究 Ⅳ. ①R322.7

中国版本图书馆 CIP 数据核字(2017)第 093384 号

下颌骨系统模型重建及受力分析的研究

郑 莹 李光耀 著
出 品 人 华春荣　　责任编辑 陈 立 蒋卓文
责任校对 谢卫奋　　封面设计 陈益平

出版发行　同济大学出版社　　www. tongjipress. com. cn
　　　　　(地址:上海市四平路 1239 号　邮编:200092　电话:021 - 65985622)
经　　销　全国各地新华书店
排版制作　南京展望文化发展有限公司
印　　刷　浙江广育爱多印务有限公司
开　　本　787 mm×1092 mm　　1/16
印　　张　13
字　　数　260000
版　　次　2018 年 11 月第 1 版　　2018 年 11 月第 1 次印刷
书　　号　ISBN 978 - 7 - 5608 - 7044 - 1

定　　价　62.00 元

"同济博士论丛"编写领导小组

组　　　长：杨贤金　钟志华

副　组　长：伍　江　江　波

成　　　员：方守恩　蔡达峰　马锦明　姜富明　吴志强
　　　　　　徐建平　吕培明　顾祥林　雷星晖

办公室成员：李　兰　华春荣　段存广　姚建中

袁万城　莫天伟　夏四清　顾　明　顾祥林　钱梦騄
徐　政　徐　鉴　徐立鸿　徐亚伟　凌建明　高乃云
郭忠印　唐子来　阎耀保　黄一如　黄宏伟　黄茂松
戚正武　彭正龙　葛耀君　董德存　蒋昌俊　韩传峰
童小华　曾国苏　楼梦麟　路秉杰　蔡永洁　蔡克峰
薛　雷　霍佳震

秘书组成员：谢永生　赵泽毓　熊磊丽　胡晗欣　卢元姗　蒋卓文

总　序

在同济大学110周年华诞之际，喜闻"同济博士论丛"将正式出版发行，倍感欣慰。记得在100周年校庆时，我曾以《百年同济，大学对社会的承诺》为题作了演讲，如今看到付梓的"同济博士论丛"，我想这就是大学对社会承诺的一种体现。这110部学术著作不仅包含了同济大学近10年100多位优秀博士研究生的学术科研成果，也展现了同济大学围绕国家战略开展学科建设、发展自我特色，向建设世界一流大学的目标迈出的坚实步伐。

坐落于东海之滨的同济大学，历经110年历史风云，承古续今、汇聚东西，秉持"与祖国同行、以科教济世"的理念，发扬自强不息、追求卓越的精神，在复兴中华的征程中同舟共济、砥砺前行，谱写了一幅幅辉煌壮美的篇章。创校至今，同济大学培养了数十万工作在祖国各条战线上的人才，包括人们常提到的贝时璋、李国豪、裘法祖、吴孟超等一批著名教授。正是这些专家学者培养了一代又一代的博士研究生，薪火相传，将同济大学的科学研究和学科建设一步步推向高峰。

大学有其社会责任，她的社会责任就是融入国家的创新体系之中，成为国家创新战略的实践者。党的十八大以来，以习近平同志为核心的党中央高度重视科技创新，对实施创新驱动发展战略作出一系列重大决策部署。党的十八届五中全会把创新发展作为五大发展理念之首，强调创新是引领发展的第一动力，要求充分发挥科技创新在全面创新中的引领作用。要把创新驱动发展作为国家的优先战略，以科技创新为核心带动全面创新，以体制机制改革激发创新活力，以高效率的创新体系支撑高水平的创新型国家建设。作为人才培养和科技创新的重要平台，大学是国家创新体系的重要组成部分。同济大学理当围绕国家战略目标的实现，作出更大的贡献。

大学的根本任务是培养人才，同济大学走出了一条特色鲜明的道路。无论是本科教育、研究生教育，还是这些年摸索总结出的导师制、人才培养特区，"卓越人才培养"的做法取得了很好的成绩。聚焦创新驱动转型发展战略，同济大学推进科研管理体系改革和重大科研基地平台建设。以贯穿人才培养全过程的一流创新创业教育助力创新驱动发展战略，实现创新创业教育的全覆盖，培养具有一流创新力、组织力和行动力的卓越人才。"同济博士论丛"的出版不仅是对同济大学人才培养成果的集中展示，更将进一步推动同济大学围绕国家战略开展学科建设、发展自我特色、明确大学定位、培养创新人才。

面对新形势、新任务、新挑战，我们必须增强忧患意识，扎根中国大地，朝着建设世界一流大学的目标，深化改革，勠力前行！

万　钢

2017 年 5 月

论丛前言

　　承古续今，汇聚东西，百年同济秉持"与祖国同行、以科教济世"的理念，注重人才培养、科学研究、社会服务、文化传承创新和国际合作交流，自强不息，追求卓越。特别是近20年来，同济大学坚持把论文写在祖国的大地上，各学科都培养了一大批博士优秀人才，发表了数以千计的学术研究论文。这些论文不但反映了同济大学培养人才能力和学术研究的水平，而且也促进了学科的发展和国家的建设。多年来，我一直希望能有机会将我们同济大学的优秀博士论文集中整理，分类出版，让更多的读者获得分享。值此同济大学110周年校庆之际，在学校的支持下，"同济博士论丛"得以顺利出版。

　　"同济博士论丛"的出版组织工作启动于2016年9月，计划在同济大学110周年校庆之际出版110部同济大学的优秀博士论文。我们在数千篇博士论文中，聚焦于2005—2016年十多年间的优秀博士学位论文430余篇，经各院系征询，导师和博士积极响应并同意，遴选出近170篇，涵盖了同济的大部分学科：土木工程、城乡规划学（含建筑、风景园林）、海洋科学、交通运输工程、车辆工程、环境科学与工程、数学、材料工程、测绘科学与工程、机械工程、计算机科学与技术、医学、工程管理、哲学等。作为"同济博士论丛"出版工程的开端，在校庆之际首批集中出版110余部，其余也将陆续出版。

　　博士学位论文是反映博士研究生培养质量的重要方面。同济大学一直将立德树人作为根本任务，把培养高素质人才摆在首位，认真探索全面提高博士研究生质量的有效途径和机制。因此，"同济博士论丛"的出版集中展示同济大学博士研究生培养与科研成果,体现对同济大学学术文化的传承。

"同济博士论丛"作为重要的科研文献资源,系统、全面、具体地反映了同济大学各学科专业前沿领域的科研成果和发展状况。它的出版是扩大传播同济科研成果和学术影响力的重要途径。博士论文的研究对象中不少是"国家自然科学基金"等科研基金资助的项目,具有明确的创新性和学术性,具有极高的学术价值,对我国的经济、文化、社会发展具有一定的理论和实践指导意义。

"同济博士论丛"的出版,将会调动同济广大科研人员的积极性,促进多学科学术交流、加速人才的发掘和人才的成长,有助于提高同济在国内外的竞争力,为实现同济大学扎根中国大地,建设世界一流大学的目标愿景做好基础性工作。

虽然同济已经发展成为一所特色鲜明、具有国际影响力的综合性、研究型大学,但与世界一流大学之间仍然存在着一定差距。"同济博士论丛"所反映的学术水平需要不断提高,同时在很短的时间内编辑出版110余部著作,必然存在一些不足之处,恳请广大学者,特别是有关专家提出批评,为提高同济人才培养质量和同济的学科建设提供宝贵意见。

最后感谢研究生院、出版社以及各院系的协作与支持。希望"同济博士论丛"能持续出版,并借助新媒体以电子书、知识库等多种方式呈现,以期成为展现同济学术成果、服务社会的一个可持续的出版品牌。为继续扎根中国大地,培育卓越英才,建设世界一流大学服务。

伍 江

2017 年 5 月

前　言

　　下颌骨系统作为人体最复杂、最精细的、唯一的双侧联动关节,它具有灵活的特点,担负着咀嚼、吞咽、语音、表达等功能,全面地认识下颌骨系统的结构和特性一直是口腔医学的研究焦点。进行下颌骨系统结构和发生机制的研究,能为临床上下颌骨系统紊乱病的预防、诊断和治疗提供重要的理论依据,具有深远的学术意义和应用价值。

　　当代医学影像成像系统的运用,为医学诊断提供了多种成像模式的图像。CT 图像以高分辨率提供了下颌骨的解剖形态信息,对骨骼成像效果较好,对病灶的定位提供了良好的参照,但对病灶本身的显示能力差。MRI 图像对软组织成像清晰,有利于病灶范围的确定,但缺乏刚性的骨组织作为定位参照。将 CT 和 MRI 之间的互补信息综合在一起作为一个整体来表达,可以消除 MRI 立体定向的空间失真,有效改善图像质量,精确定位病变组织,提高诊断准确性,能为医学诊断和了解下颌骨系统的功能和结构提供更充分的信息。

　　由于下颌骨系统渐进性后缩疾病多数在髁突部位发生病变,单模图像往往只能显示某一方面的信息。为了更加有效地显示下颌骨系统髁突部位的结构,本书将患者该部位增强后的 MRI 图像和 CT 图像的配准融合和三维重建作为一个整体来研究。首先介绍了 MRI 医学图像增强技术，接着对图像的配准度量和配准优化方法进行了改进，运用图像融合技术将配准后的 CT 和 MRI 图像进行了融合，并运用三维重建技术实现了患者下颌骨系统髁突部位的重构和可视化。此外，为了分析不同的力对下颌骨系统产生的影响，运用有限元分析方法对多个不同部位和方向下的下颌骨系统整体的受力情况进行了分析。

在 MRI 医学图像增强研究中，提出了基于小波同态滤波的图像增强方法。该方法根据图像的亮度-照度模型，采用随尺度变化的高低频增益，对高低频分量分别采用不同的同态滤波增强方法。与常用图像增强方法相比，本书方法增强后的图像细节更加突出，增强效果更好。

基于互信息的配准度量方法存在未充分利用图像的空间信息、稳定性不高和对变换映射顺序敏感的问题。为了解决这些问题，本书提出了一种基于局部频率信息和区域互信息的双向配准度量方法。该方法所使用的双向变换考虑了两幅图像在配准过程中的相互作用，运用 Gabor 滤波提取出图像的特征并计算出相应的局部频率信息，将其与像素的邻域信息结合，得到配准的相似性度量不依赖映射的顺序并可有效避免局部极值的出现，有助于提高配准的精度。

针对基于互信息的多模态刚性配准中，插值计算使得目标函数变得不平滑，从而使优化过程容易陷入局部极值、造成误配的问题，本书提出了基于小波多分辨率分析下的混合优化策略，对低频分量使用改进遗传算法和 Powell 混合优化搜索方法，而对高频分量使用 Powell 进行寻优的方法。该方法可有效避免配准过程中遗传算法的过早收敛和 Powell 局部优化算法易陷入局部极值的问题，能更好更快地搜索到全局最优解。

在 CT 和 MRI 医学图像融合中，针对小波变换的不足，提出了基于区域特征的非下采样图像融合方法。该方法使用的非下采样的曲波变换继承了小波变换的优良特性,不仅仅具有多尺度、良好的时频局部分析特性,还具有多方向性及平移不变性,能够有效捕捉图像中的几何特征,取得了更好的融合效果。

为了显示下颌骨系统的组织和结构信息,在对 CT 和 MRI 图像进行配准和融合后,需要对其进行三维重建和可视化。针对步进立方体方法存在的二义性问题及移动四面体面绘制三角面片数量多的问题,提出了基于边界等值点连接的面绘制方法,并将该方法运用于融合后医学图像的绘制中。同时,运用光线投射法和 VTK 可视化开发工具实现了下颌骨系统的重建和可视化。

下颌骨系统在各种咬合状态下髁突部位的运动模拟和受力分析是下颌骨系统研究中的重要内容。在下颌骨运动的仿真方面,将多组不同咬合状态的下颌骨系统模型进行连接,模拟了下颌骨的运动过程并绘制了髁突的运动轨迹。在下颌骨受力分析中,首先从 CT 图像中分割出相应的下颌骨系统部位并进行三维重建。接着采用有限元方法,对下颌骨系统在受力情况下的应力应变机制进行了研究,旨在全面了解下颌骨系统的内部应力分布和受力情况,为下颌骨系统生物力学在临床中的应用提供参考和依据。

目　录

第1章

绪　论

1.1　本书研究的目的和意义

在口腔医学临床诊断和治疗中,经常要比较患者同一下颌骨区域的 CT 和 MRI 图像,通过对骨骼组织和软组织信息的综合和对照来提高诊断的准确性。对 CT 与 MRI 图像进行配准融合,能综合骨骼信息和软组织信息并获得相应位置新的融合图像,可方便直观地进行下颌骨系统疾病的诊断和观察。对 CT 和 MRI 等医学体数据进行三维重建得到的重建模型,利用人类视觉系统特性展示器官的三维形态,有助于医生对人体内部结构进行观察,提高医疗诊断的准确性和科学性。它能弥补医学成像设备上的不足,为医生提供具有真实感的三维医学图像是医学诊断和治疗的辅助手段。

医学图像配准和融合在医学领域中有着广泛的应用前景和较高的应用价值。医学及制造技术的发展,使得更多的医学影像设备进入临床应用,由于每种设备的成像机理不同,没有一种成像方法能够完全胜任所有的诊断要求,需要将来自不同成像设备的图像进行融合处理,以得到符合诊断需求的图像。然而,不同成像设备获得的源图像往往在不同视角和不同时间拍摄,因此,在图像融合之前,应先进行图像的配准,准确对齐相应的结构,精确地配准是融合的先决条件。

图像配准是数字图像处理技术中极为重要的一项基本技术,用于将不同时间、不同成像条件下得到的两幅或多幅图像之间进行匹配等操作,使不同图像中相应物体的大小、位置对齐,以校正图像之间的平移、旋转、缩放、形变等几何差异及灰度差异。医学图像配准是一种综合利用多种医学成像设备的重要方法,具有非常重要的意义。它是利用多种成像模式的第一步,其配准的精度直接影响融合的效果;配准的速度将决定信息利用的效率;配准结果的显示也将影响到医生的诊断。

医学图像的融合能将两幅来自不同成像设备或不同时刻获得的已配准图像,采用某种算法把图像互补性有机结合,获得信息量更为丰富的新的图像技术。图像融合可以利用各自的信息优势,在同一幅图像上表达来自人体的多方面信息。医学图像的配准和融合关系紧密。配准是融合的前提,也是决定融合技术发展的关键;融合是配准的目的,将来自不同成像设备的图像融合,可以得到更多的信息,提高影像数据的利用率。

借助计算机配准技术,寻找不同模态图像之间的对应关系,把多种医学成像设备下所得到的医学图像信息有机结合,在同一幅图像上同时表达来自多种成像设备的图像信息,将为临床的诊断和治疗提供更加丰富的病理信息,对手术计划的制订、治疗效果的评价和病理变化的跟踪等都具有极为重要的意义。

近年来,随着各种成像技术的逐渐成熟,医学图像三维重建和可视化技术得到了长足的发展。在医学领域中,射线断层扫描图像和磁共振图像在临床上的应用,产生了大量的体数据,有效地显示这些数据所包含的信息,对于医学领域有广泛的应用及研究价值。医学图像三维重建和可视化是指利用二维医学切片重建三维模型的技术。该技术可从二维图像中获取三维的结构信息,并为医生提供更逼真的显示手段和定量分析工具。断层摄影术的出现为医学图像可视化技术的研究发展提供了必要的物质保障,掀开了医学可视化技术发展的新篇章。医学图像三维重建在医学方面具有重要意义,它能提高医生诊断的准确率和工作效率。

下颌骨系统环境对人体正常的生理功能和某些疾病的形成与转归具有重要的作用,对合理准确地模拟和认识颞下颌系统的机制具有非常重要的临床意义。本书试图将医学图像的配准、融合及可视化作为一个整体进行综合研究。将图像配准与图像融合相结合,并用先进的三维重建和可视化方法把下颌骨系统医学图像配准融合的结果进行直观立体的显示。此外,通过对下颌骨系统的受力分析,研究其应力应变机制,初步探索发生下颌骨渐进性后缩的可能原因,以帮助医生进行下颌骨系统疾病的诊断,为确定相应的治疗方案提供科学依据,具有深远的科学意义和广泛的应用价值。

1.2　医学图像预处理及增强概述

医学图像预处理是指对获取的各种模态医学图像数据做去除噪声、对比度增情、感兴趣区域分割等处理,统一各图像数据格式、图像的大小和分辨率,对图像重新进行分层以确保图像在空间分辨率和空间方位上的大体接近[1]。预处理的目的是消除图像中无关的数据,恢复有用的真实信息,抑制不需要的变形或增强某些对于后续处理来说比较重要的图像特征,从而改进特征提取、图像分割、匹配和识别的可靠性。

医学图像在其获取过程中由于各种因素的影响,会造成图像的对比度不够,这给图像配准融合、三维重建等处理工作带来了困难。MRI 图像出现局部区域不清晰的现象,这给临床诊断和医学研究带来了不便。对于CT 图像,由于 X 光线为经过人体直接照射到成像板上,因此在背景区强度较高,对应图像像素的灰度值低而且变换缓慢。运用 CT 扫描得到的医学图像中常有头架等其他物体,需要对图像进行预处理去掉头架,只保留人体组织的有用信息。同时,医学图像具有模糊性,为了保证重建后的效果,需要对医学图像进行预处理。图 1－1 所示为一幅 CT 图像及预处理后的图像。

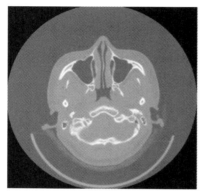
(a) 原始CT图像

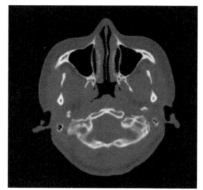
(b) 预处理后的CT图像

图 1－1　原始 CT 图像及预处理后的图像

预处理过程一般有数字化、插值、归一化、平滑、复原和增强等过程。

图像插值是在某一感兴趣区域内,利用已知点的值来估计未知点的值的过程,在医学图像三维重建中具有重要的应用。对于断层图像,扫描数据是各层片位置上的灰度值,层与层之间没有数据。在进行三维重构时,需要用插值方法。另外,当希望对一幅图像从某个特定的角度或断面进行观察时,观察平面可能并不通过原来的数据点,这也需要对显示断面进行灰度插值。最为常用的插值方法有线性插值、双三次插值、逆距离插值、Kriging 插值、薄板样条插值等。随着小波变换理论的不断发展,目前利用小波分解的方法也被用于图像插值。

平滑是消除图像中随机噪声的技术,对平滑技术的基本要求是在消去噪声的同时不使图像轮廓或线条变得模糊不清,常用的平滑方法有中值法、局部平均法和 K 近邻平均法,局部区域大小可以是固定的,也可以是逐点随灰度值大小变化的。图像增强是对图像中的信息有选择地抑制或增强,以改善图像的视觉效果,或将图像转变为更适合于机器处理的形式,以便于数据抽取或识别。

图像增强技术有多种方法,反差展宽、对数变换、密度分层和直方图均衡等都可用于改善图像灰度和突出细节[2]。滤波技术在图像增强中有着广泛的应用,对图像进行滤波可以抑制噪声,增强图像特征,提高图像的质量。

1.3　医学图像配准融合技术研究现状

医学图像配准技术是一种综合利用多种医学成像设备的重要方法,具有非常重要的意义。在图像融合处理中,图像配准技术所起的作用不容忽视。医学图像配准是利用多种成像模式的第一步,其配准的精度直接影响后续融合的效果;配准的速度将决定信息利用的效率;配准结果的显示也将影响到医生的诊断。医学图像配准具有重要的临床应用价值,在医疗诊断中发挥巨大作用,可用于手术计划的制订、治疗效果的评价和病理变化的跟踪等方面。

开展医学图像配准研究,探索更高配准精度、速度和鲁棒性的理论及关键技术,对于完善配准理论、拓展配准的应用领域等都具有重要的理论和实践意义。在过去的几十年中,医学图像配准的研究取得了长足的发展,相关文献也提出了很多配准的方案,人们积累了很多宝贵的经验,也不断将研究成果转化为产品服务于医疗事业。图像配准在医学领域具有非常重要的作用,已被应用于多模态医学图像的融合、数字减影血管造影

（DSA）、介入手术等。

近年来，许多学者对医学图像的配准进行了广泛而深入的研究。相关文献也提出了大量的配准方法，但医学图像配准仍然处于研究和发展阶段，其理论尚有许多不完善的地方，限制了医学图像配准的进一步推广和应用。随着科技的发展，对图像配准的要求越来越高，为进一步提高配准的性能，需要探索建立更为理想的配准方法。为了准确可靠地完成医学图像的配准，国内外学者进行了大量的理论和实际系统的研究工作。

目前，基于灰度的医学图像配准研究主要集中于算法速度的提高、改进算法的搜索策略和减少搜索的像素数，如 Barnea 等人提出的序贯相似形算法[3]、分层搜索算法[4]等。在基于灰度的图像配准方法研究中，基于互信息的方法不需要人工干预，无须设置标志点，具有自动化程度高、鲁棒性强、精确性和可靠性高等优点，引起了人们的普遍关注。基于特征的图像配准算法关注于配准率的提高和图像特征的有效提取[5]，如利用图像不变矩算法、基于多分辨率分析的特征提取方法[4]、基于小波变换的图像特征点提取等。

将基于灰度的图像配准算法与基于特征的配准算法相结合是最近研究较多的方向[6]。其基本思想是用基于特征的方法进行粗配准，再运用基于灰度的方法进行细配准，兼具基于特征配准算法的高速度与基于灰度算法的高配准率的优势，将是一种非常高效的配准方法。

医学图像刚性配准中基于体素相似性的配准方法具有较高的精度和可靠性，其中的互信息方法得到了人们的普遍关注。由于这种方法不需要人工干预，无须人工设置标志点，充分利用了图像的灰度信息，具有鲁棒性强、自动化程度高等优点。但是其目标函数通常是不光滑的，存在局部极值，导致优化过程中难以找到全局最优点和误配准，当图像的尺寸非常小时，这个问题尤为严重。

为解决上述问题，Josien 等人提出将互信息和图像梯度信息结合起来以改善极值性能,该方法不仅利用了图像的灰度信息,而且还利用了图像的空间信息。Philippe 等人提出的多分辨率策略可提高最大化信息方法的优化速度,同时也可避免陷入局部极值。Skouson 等人推导出两幅图像互信息的上界,使得对互信息的属性有了更深的认识。基于先验概率法和随机重采样法为两种改进的插值算法,先验联合概率法既保证了最大互信息方法的有效性,又引入了与变换无关的先验分布,增加了联合分布的稳定性,使得目标函数更加平滑,但这种方法通常需要选择灰度分布相似的训练图像,需要人工干预和接入,增加了处理步骤和算法的复杂性,破坏了互信息法本身具有的自动性和简洁的优点。有学者提出带扰动采样的最近邻法,网格点扰动后该坐标位置的灰度值由最近邻法确定,从而抑制局部极值的目的,但这种方法由于重采样是一个随机的过程,并不能完全消除局部极值,给优化算法带来了困难,也导致配准的鲁棒性受到影响。结合 PV 插值和线性插值的平均法考虑到了两种插值算法的互补特性,但是,在某些情况下,很难保证非网格点上两种信息的均值与网格点上的值保持平滑。基于轮廓特征点的配准策略首先用小波变换或其他边缘检测方法求出两幅图像的轮廓信息,利用聚类分析方法求出轮廓特征点,再求出特征点对的互信息。基于互信息配准方法中结合图像特征来进行配准可避免误配准问题,但涉及分割操作,分割本身就是一项非常困难的事情。为避免局部极值的影响,寻找更为有效的优化算法和相似测度是医学图像刚性配准发展的方向之一。

20 世纪 80 年代开始,医学图像融合开始逐渐引起临床医学界的重视,当时采用的是比较直观和简单的基于像素的融合方法[7],如灰度取大或灰度取小、加权平均等方法,其优点在于它尽可能多地保留了图像中的原始信息,但融合效果往往不理想。到了 90 年代,医学图像融合技术成为当代医学图像领域的前沿课题,对未来医学影像技术的进步产生了深远的影响。在这一阶段,其他融合方法开始陆续被提出,如 Burt 提出了 Laplacian

金字塔方法[8]、Akerman 提出了高斯金字塔、Toet 提出了低通比率金字塔[9]以及多分辨率形态滤波和小波变换方法等,带来了医学图像融合技术的飞速发展。这类融合算法的一般步骤为:① 将源图像分别变换到一定的变换域上;② 在变换域上设计一定的融合规则;③ 根据选取的规则在变换域上创建融合图像;④ 逆变换重建融合图像。

小波变换被认为是傅里叶变换方法的突破,它在空间和频率上都具有局域性,最早的小波变换在图像融合中的应用研究大多是热图像和可视图像的融合,目前其在医学图像融合方面也有了很多应用[10-11]。但研究表明,在高维情况下,小波分析并不能充分利用数据本身特有的几何特征,并不是最优和最稀疏的函数表示法。因此,人们致力于发展一种新的高维函数的最优表示方法,目前提出了脊波变换、带波变换和曲波变换等。Cande's 于 1998 年给出了脊波变换的基本理论框架[12]。脊波变换能有效处理边缘,在一些实际应用中已经获得了初步应用。E. J. Candes 和 D. L. Donoho 于 1999 年提出了曲波变换理论[13],该理论由脊波变换衍生而来,是由一种特殊滤波过程和多尺度脊波变换组合而成,是一种新的图像多尺度几何分析工具,具有更好的方向识别能力,更适合于描述图像的几何特征,也更适合于图像融合领域的应用。2005 年,法国学者 Pennec 和 Mallat 提出了带波变换的理论[14-15],该变换提供了一种新的基于边缘的图像表示方法,能自适应跟踪图像的几何正则方向[16]。

随着三维重建技术的方法,三维图像融合技术的研究越来越受到重视。三维图像的融合和信息表达,将是图像融合研究的一个重点,尤其是基于有限元分析的非线性配准和融合的研究。另外,神经网络、模糊逻辑和语义学等人工智能技术也被应用到图像融合中[17]。这些技术能够模拟人类智能处理方法,根据不同需要对图像进行自动的分割和融合处理,虽然尚处于起步阶段,但有着巨大的潜力,是融合研究的一个新方向。

医学图像融合是一个快速发展的技术,但由于应用图像融合的相关设备的价格很高,很多方法还仅局限于针对少数病人的研究阶段,目前的应用还不是很深入。随着技术的不断发展和相关研究的不断深入,医学图像融合技术将被广泛应用于临床诊断和治疗中,并在计算机辅助医学领域起到重要的作用。

目前,医学图像配准和融合技术已开始应用于临床治疗和影像中,并取得了许多令人可喜的成果。图像配准和融合在医学中的应用领域主要有:① 疾病诊断;② 疾病变化过程的检测;③ 术前评价和手术计划制订;④ 放射治疗和外科手术可视化;⑤ 感觉运动和认知过程的神经功能解剖学研究;⑥ 组织切片的处理与三维重建;⑦ 时间序列图像压缩编码等。

1.4　医学图像三维重建研究现状

近 20 年来,可视化技术及其在医学影像学中的应用一直得到国际上学术界的广泛关注。欧洲图形学会每年召开可视化专题研讨会,IEEE 每年举行一次可视化年会,ACM 的许多会议和出版物都反映了可视化技术最新研究成果。由于三维可视化技术对于医学诊断和治疗的巨大作用,目前医学图像的三维重建已成为计算机视觉领域的热点之一。目前,三维重建技术已经成为一门独立的学科,主要涉及图像数据的分割和分类、三维图像的定位、体数据的表示、断层图像间的插值、三维数据场的可视化等技术。

医学图像三维重建和可视化是指利用二维医学切片重建三维模型的技术。该技术可从二维图像中获取三维的结构信息,并为医生提供更逼真的显示手段和定量分析工具。它能弥补医学成像设备上的不足,为医生提供具有真实感的三维医学图像,是医学诊断和治疗的辅助手段。

在医学领域中,射线断层扫描图像和磁共振图像在临床上的应用产生了大量的体数据,有效地显示这些数据所包含的信息,对于医学领域有广泛的应用及研究价值。断层摄影术的出现为医学图像可视化技术的研究发展提供了必要的物质保障,掀开了医学可视化技术发展的新篇章。医学图像三维重建在医学方面具有重要意义。它能提高医生诊断的准确率和工作效率。对 CT 和 MRI 等医学体数据进行三维重建得到的重建模型,利用人类视觉系统特性展示器官的三维形态,便于医生对人体内部结构进行观察,提高医疗诊断的准确性和科学性。近年来,随着各种成像技术的逐渐成熟,医学图像三维重建和可视化技术得到了长足的发展,已成为科学可视化领域中的研究热点。

多年来,不少研究人员一直致力于生物组织连续切片的三维重建和显示工作,以求进一步完善三维重建理论和提高重建速度,改善显示效果,以扩大应用领域,三维重建技术在阐明生物组织结构与生理功能之间的关系以及在比较解剖学、形态学、生物力学等领域的研究中有着重要的意义。目前,国际上正进行着广泛而深入的研究,在国内也引起了广泛的关注。

近十几年来,许多发达国家的著名大学、重点实验室及公司,在三维医学图像重建方面的研究及应用实验正如火如荼地开展着,技术水平向实时跟踪和交互控制方向发展,并已将超级计算机、虚拟现实技术、光纤高速网和高性能图形工作站四者结合起来,引领这一领域最新的发展方向,这方面比较著名的成果有虚拟人、可视化系统、可视人体等。

目前,在国外已推出了可以显示三维医学图像的商业化系统,它可以根据用户的需要与不同厂家的 CT 扫描设备或磁共振相连接,或者作为这类医疗设备的一个组成部分,在将多层断层图像输入计算机后,系统可以逐帧显示输入图像,并可用不同方法构造三维形体,可以用鼠标做实时的平移、旋转和缩放,还可以对三维形体做任意位置的切分以观看内部结构,为医学诊断和治疗带来了极大的方便。

与国外的研究相比,我国在该领域的研究还处于起步阶段,主要集中于对三维重建、对手术过程中的仿真碰撞以及软组织的变形仿真等方面的研究。清华大学、浙江大学、中国科学院自动化所、东南大学等高校和研究机构在医学图像三维重建和可视化研究方面做了很多工作。虽然还没有成熟的商用系统出现，但是已在三维可视化领域的算法研究和实践方面取得了一定的进展，并已开发出了较为完善的系统和实验平台，相信在不久的将来会在这方面有所突破。

1.5　下颌骨系统有限元分析方法研究现状

有限元分析方法把求解区域看作是由许多小的在节点处相互连接的子域（单元）所构成。由于子域可以被分割成各种形状和大小不同的尺寸，能很好地适应复杂的几何形状、材料特性和边界条件，它将连续的弹性体分割成有限个单元，以其结合体来代替原弹性体，研究每个单元的性质，以获得整个弹性体的力学分析，已成为一种应用极为广泛的数值计算方法。目前，国外用此法进行研究的报告成倍的增长，国内也有学者开始着手这方面的研究工作。

有限元方法在下颌骨系统的研究中获得了巨大成功，它对标本的处理有连续切片法和 CT 或 MRI 断层法。Tanaka 等采用切片法建立了包括下颌骨的骨皮质、骨松质、关节盘、关节软骨、牙周韧带和双板区在内的下颌骨系统有限元模型，分析了轻度前移位以及关节盘前移位伴有变形的下颌骨系统情况下应力分布[18-19]。Chen 等人通过下颌骨系统有限元分析模型研究了关节内部的应力分布[20-21]。Hart 等对切片法和 CT 法进行对比[22]，认为切片法的主要优点在于切面的几何形态和松质骨的排列和分布定位准确，但存在骨组织丢失切片法、得到厚度一致的薄切片比较困难和图像数字化比较费时等不足,而 CT 扫描法则具有速度快、切面形态准确等优点,但对松质骨定位不准确。

随着三维影像重建技术的应用,国外已有学者在此基础上对活体的下颌骨系统中髁突的应力分布进行了探讨。Del 等在下颌骨系统矢状面和冠状面的 MRI 点数据集基础上建立了下颌骨系统的有限元分析模型[23],分析开口过程中摩擦系数增加对关节盘应力和位移的影响,结果表明当摩擦系数增加时,关节盘的应力和位移均明显增加。Castano 等在活体上用 CT 扫描法建立了包括下颌骨、全牙列、牙周韧带、咀嚼肌以及下颌骨系统在内的有限元分析模型[24],共包含 7 942 个节点和 41 010 个单元。在下颌骨系统有限元模拟中,有学者认为,不同的材料力学性能对下颌骨系统的生物力学分析产生了很大的影响[25],材料的各向异性使 Von Mises 应力增大,特别是在髁突和关节内的功能部位,前内侧区域更为明显,而关节盘材料的不同线性和非线性弹性模量对应力的影响不明显,在肌力载荷上,用 CT 和 MRI 融合技术可在活体上计算咀嚼肌的横截面积和三维肌力向量,并运用于同一下颌骨系统有限元模型的力学分析中[26]。

在国内,胡凯等在下颌骨系统的非线性模拟中将接触状况分为有无接触关系、不同的接触面积、不同的接触方式来进行模拟,比较了不同接触情况下关节盘和髁突的应力分布和变化情况,并对关节盘和髁突软骨间的摩擦情况进行模拟分析,建立了正常人和下颌骨系统疾病患者正中咬合时下颌骨的三维有限元模型,模拟了功能状态下颌骨系统关节与晰的受力情况,对其在各种情况下的生物力学行为进行分析和研究。同时,针对下颌骨系统有限元模型的建立大多局限于在闭口位基础上的状况,有学者建立了五种不同张口位的下颌骨系统三维有限元模型,对下颌骨颏部受力瞬间对下颌骨系统关节盘及髁突软骨的影响进行分析。郭宏等建立了一个包含关节盘、关节软骨、松质骨、皮质骨的下颌骨系统关节及咀嚼肌、下颌骨、下牙列的三维有限元模型,为下颌骨系统的生物力学研究提供了方便。周学军等在计算机上建立了包括下颌骨、完整牙列、颊部软组织及颏兜的三维正交各向异性有限元模型,将髁突软骨前份、后份、关节盘中间带和后带加入所模拟的下颌骨系统模型中,把皮质骨、松质骨作为正交各向异性的、均匀的连续材料,采用缆索原模拟肌肉和韧带的约束,对下颌牙列哳面采用了受压元约束,对关节窝则根据不同研究目的选择不同的约束形式,研究了包括下颌骨在内的下颌骨系统的接触情况,在此基础上分析了不同大小颏兜后上牵引力作用下髁突软骨和下颌骨的应力分布和位移。王杭等分析了不同加载方式及不同咬合部位对下颌骨应力分布的影响。刘路平等建立了电子计算机辅助的人类下颌骨及咀嚼肌的三维有限元模型,计算了五种咬合情况下咀嚼肌及下颌骨内的应力分布,得出当哳力的大小和方向发生变化时下颌骨系统负荷的特征及解剖关系。

1.6　本书的组织结构和主要创新

1.6.1　本书的组织结构

本书主要研究了下颌骨系统 CT 和 MRI 医学图像的配准和融合算法,通过 VTK 技术对融合后的医学图像进行三维重建和可视化,并运用计算机技术对下颌骨的运动进行了模拟。通过有限元分析方法,对下颌骨的受力情况进行了应力和应变分析。全书共分为八章,各章节的内容安排如下:

第 1 章为绪论,简要阐述了下颌骨系统三维重建和受力分析研究的背景与意义。同时,对医学图像的增强、配准与融合、三维重建与可视化及有限元分析的发展与研究现状做了简要的叙述。最后介绍了本书的组织结构、主要工作及创新之处。

第 2 章主要研究论述了基于小波同态滤波的 MRI 图像增强算法。回顾介绍了常用的医学图像增强算法及 MRI 医学图像增强的必要性,分析阐述了小波变换的基本理论和图像的照度-反射模型。在对 MRI 医学图像特性分析的基础上,提出了一种基于小波同态滤波的 MRI 图像增强算法,并与常用的图像增强方法进行了实验比较与分析。

第 3 章主要研究论述了图像的配准度量方法。简要分析了 CT 和 MRI 的成像模式,图像配准的基本过程和方法。系统地阐述了基于互信息的配准测度,分析了基于互信息度量的不足,在此基础上提出了一种基于局部频率信息和区域信息的双向医学图像配准方法。该方法通过 Gabor 滤波得到局部频域信息,将正向与逆向变换下的互信息和局部频率信息结合,得到双向图像配准度量,用于对输入图像进行配准,并进行了实验分析。

第 4 章主要研究论述了多分辨率分析配准最优化算法。回顾介绍了常用的配准寻优方法,分析阐述了混沌的特征和 Logistic 混沌映射的性质,提出 Logistic 随机数生成算法。在对遗传算法性能分析的基础上,提出一种改进算法;同时,分析阐述了基于小波变换的配准框架,提出一种 Powell 方法和改进遗传算法结合的多分辨率混合优化方法,并进行了实验分析。

第 5 章主要研究论述了 CT 和 MRI 医学图像融合方法。回顾介绍了常用的医学图像融合算法的层次及分类,分析了常用的图像融合规则和效果评价指标。系统地阐述了标准曲波变换和非下采样曲波变换的基本理论及实现原理,在比较和分析小波和非下采样曲波变换优缺点的基础上,结合 CT 和 MRI 图像的成像特性,提出了基于区域特征的医学图像融合算法,并进行了实验分析。

第 6 章主要研究论述了医学图像的三维重建和可视化方法。回顾介绍了医学图像的面绘制和体绘制方法,分析了步进立方体方法中存在的二义性问题及移动四面体方法中三角剖分数量多的特点,提出了一种基于边界点连接的改进方法;阐述了 VTK 类库的功能和绘制功能,并运用 VTK

重建了下颌骨的三维模型,对下颌骨的运用进行了模拟,绘制了相应的运动轨迹。

第 7 章主要研究了下颌骨系统的有限元模型及有限元分析方法。回顾介绍了有限分析的原理及相关理论,建立了下颌骨系统的有限元模型,并对下颌骨模型的受力情况进行了分析。

第 8 章为全书的总结与展望。对全书的工作进行了总结,并对进一步的研究工作提出了展望。

1.6.2　本书的主要研究内容

本书的研究工作的重点是 CT 和 MRI 医学图像的配准融合、融合后图像的三维重建及下颌骨系统受力情况的分析。本书的主要研究内容如下:

(1)鉴于 MRI 医学图像对比度低的特点,本书在研究医学图像成像特点和图像亮度-照度模型的基础上,提出了一种基于小波同态滤波的 MRI 医学图像增强算法。该算法考虑到随着分解级数的增加,相邻层分解得到的低频成分呈现递减趋势的特点,使用随级数而变化的高低频增益来进行增强。

(2)传统基于互信息的图像配准方法仅仅考虑了单个像素点之间的对应关系,并没有考虑图像之间的空间信息,对噪声和采样点的个数比较敏感。目前使用的大多数配准度量使用的是单向非对称的度量函数,易受到插值等造成的影响,不同的配准顺序得到的结果往往存在较大的差异,这在一定程度上影响了配准的精度。鉴于此,本书提出一种新的图像配准度量——基于区域互信息和局部频率信息结合的双向医学图像配准方法。在图像配准过程中,待配准的两幅图像共享变换模型,同时进行正向和逆向变换,通过相互间的交互实现配准。

(3)在 CT 和 MRI 图像配准优化搜索过程中,基本遗传算法方法存在过早收敛的不足,本书通过增设基池和记忆池对传统的遗传算法进行了改进,并提出了基于小波变换的配准混合优化搜索框架。在该框架下,运用 Logistic 混沌映射函数生成优化搜索的个体,并对 Powell 方法与常用的全局优化方法结合的混合优化方法进行了比较。

(4) 对常用的融合方法与融合后图像的评价标准进行了总结,将下采样曲波变换与小波变换进行了比较,分析了基于非下采样曲波变换的优点,在此基础上提出了基于非下采样曲波变换和区域特征的 CT 和 MRI 医学图像融合方法,并对融合后的图像进行了评价与比较。

(5) 对常用的医学图像三维重建方法进行了分析,对医学图像三维重建中的步进立方体方法和移动四面体方法的不足,提出了一种基于边界点连接的面绘制方法,并运用光线投影体绘制方法和 VTK 可视化开发工具对下颌骨系统进行了三维重建。

(6) 运用多组不同状态下的 CT 图像按照一定的间隔,对下颌骨系统进行三维重建并对相应的运动进行了模拟,绘制了左右髁突的运动轨迹。

(7) 在下颌骨系统的受力机制研究中,考虑到 CT 扫描法和有限元分析方法在受力分析方面优势,从下颌骨渐进性后缩患者的 CT 扫描图像中提取出下颌骨系统,重建了下颌骨系统的有限元模型。通过对下颌骨有限元模型施加位移约束和受力载荷,对其进行了受力分析,得到了对应的应力和应变情况。

1.6.3　本书的主要创新

本书的主要创新之处如下:

(1) 针对 MRI 医学图像的成像机理及通常情况下存在的对比度较低的情况,在研究图像照度-反射模型的基础上,提出了一种基于小波同态滤波的医学图像增强方法。在该方法中,首先对图像进行小波变换,再对变换后的低频和高频分量分别采用不同的增强策略,低频分量通过线性方法进行调整,而水平和垂直的高频分量次采用改进的 Butterworth 滤波器进行调整,对角高频分量采用与分解级数有关的滤波函数进行调整,其中的参数随级数的增加而递减,满足了整体增益的可控性和图像增强对参数的要求。与常用的图像增强算法相比,具有更好的增强性能和视觉效果。

(2)针对基于互信息配准度量的不足,提出了一种基于局部频率信息和区域互信息的双向医学图像配准测度方法。通过 Gabor 滤波器对图像滤波,并计算相应的局部频率信息值,将其与 RMI 区域信息值通过一定的方法结合,得到双向配准度量值。相比于常用的基于互信息的配准度量,该方法对噪声具有较好的鲁棒性,在仿射变换和弹性变换下均能取得较好的结果。

(3)针对遗传算法在配准寻优过程中产生的过早收敛问题,提出了一种改进遗传算法。在该算法中,通过增设基池和记忆池,并在迭代过程中用随机产生的新个体不断替换基池中适应度差的个体,将适应度高的个体不断地更新到记忆池中,使得记忆池中始终保持适应度最高的个体。在小波多尺度分析的基础上,将 Powell 局部优化方法与全局方法结合,得到基于小波变换的混合优化算法框架。在该框架下,经 Powell 方法与模拟退火算法、微粒群算法、基本遗传算法和本书提出的改进遗传算法进行了比较,实验结果表明,本书方法能有效避免陷入局部极值,能搜索到比其他方法更优的全局最优解。

(4)结合非下采样的曲波变换所具有的多尺度、多方向和平移不变性等优良特性,提出了基于非下采样的医学图像融合方法,并根据 CT 和 MRI 图像的成像特性,提出基于区域特征的融合规则。提出了以局部能量和局部方差作为测度的低频子带系数融合策略和以局部方差作为测度算子的高频方向子带融合策略,算法有效融合了 CT 图像和 MRI 图像各自的有效信息,融合后的图像比小波变换和基本曲波变换包含更多的信息量,具有更好的融合性能和视觉效果。

(5)在面绘制方法中,针对步进立方体方法中的二义性和步进立方体方法产生的三角片面数量较多的问题,提出了基于边界等值点连接的面绘制方法。该方法将每层图像中不为零的像素点设置为等值像素,通过判断该点四领域的像素值的情况,确定该点是否为边界点,将该层的边界等值点与下层的边界等值点进行连接,得到相应的等值面,并运用基于 VTK 可视化开发工具按上述方法对下颌骨系统进行面绘制,并通过体绘制方法重建了下颌骨系统的三维模型。

第2章
基于小波同态滤波的 MRI 医学图像增强算法

    MRI 医学图像灰度由于成像原理因素导致灰度分布不合理、对比度不明显，在一定程度上制约了辅助诊断效果。为改善图像质量和突出局部细节，有必要对其进行增强，提高"可读性"。MRI 图像中灰度大与灰度小的地方同样反映了真实的细节，在对图像进行增强处理时，不但要突出较明显的细节，而且不能使灰度小的细节丢失。传统的图像增强方法没有考虑图像的成像过程，无法保证有意义的图像特征能较好地保留下来，在增强图像的过程中又增强了噪声。同态滤波增强算法能较好地保持图像的原始面貌，但其局部对比度增强效果不理想。小波变换具有把图像分解成边缘细节部分和平滑逼近部分的特点。本章把小波变换和同态滤波算法结合，提出一种新的 MRI 医学图像增强算法。

2.1 MRI 医学图像增强的必要性

    磁共振成像（Magnetic Resonance Imaging，MRI）是一种创伤的能观察身体内各组织解剖结构及能量代谢情况的成像方法，它完全没有放射性。在严格控制的磁场下,使用射频脉冲作为激励,以获得身体任一个截面的图像[27]。

1946 年,由 Block 和 Purcell 领导的两个独立研究小组,第一次发现了磁共振(NMR)现象。由于发现该现象,他们共同获得了 1952 年的诺贝尔物理学奖。1972 年,Lauterbur 得到第一幅 MR 图像。1997 年,Damadian 得到了第一幅人体全身的磁共振图像。随着现代科技的发展,MRI 发生了重大的变革,从局限于实验室发展到普遍应用于医疗界的常规检测设备,成为当今医学影像领域不可或缺的诊断设备之一。MRI 的快速发展,得益于在磁场系统设计和生产研究中投入了大批专家以及数据采集和图像显示方面等信号处理技术的发展。

MR 信号取决于原子核的特性,适合作为 MR 信号源的是那些具有净磁矩的原子,这些原子的质子数为奇数或质子数和中子数的总和为奇数。当这些原子处于均匀磁场时,磁矩都有排列成与磁场方向一致的趋势,原子磁矩绕着磁场方向旋转。折衷旋转运动称为进动,不同原子在一定磁场强度下有不同的固定进动频率,它们的关系可用 Larmor 方程来表示:$f = \gamma \cdot B$,f 表示进动频率,γ 表示旋转比,B 表示外磁场强度。

MR 成像技术通常利用氢原子作为激励对象,其原子核只有单个质子。选择氢原子作为对象进行激励时,可收集到最强的磁共振信号。进动的原子受到频率相同的射频脉冲激励时能够发生共振,进动原子吸收射频脉冲能量。射频激励撤走时,共振原子能够释放出与射频激励同频率的电磁波,MR 信号的幅值和时间长度取决于原子的弛豫时间。它是反映分子之间相互作用运动的参数。

MRI 图像是由磁共振成像技术所生成的图像。MRI 医学图像可以提供病变组织或器官的大小、形状、空间关系等的详细信息,帮助医生了解病变组织或器官的情况,进而做出准确地判断并制订合适的治疗方案,对辅助临床诊断与治疗具有重要的作用。在分析医学图像时,图像的对比度、

边缘特征等对诊断的正确性非常重要。但是,从扫描设备得到的大多数
MRI 医学图像,由于受到成像设备和获取条件等多种因素的影响,通常存
在强噪声、边缘较弱、目标与背景对比度低,甚至伪影,造成图像中出现局
部区域不清晰,很多细节不容易被人眼所识别[28]。这些特征对进一步的图
像分析造成了困难,并在一定程度上影响医生对疾病的诊断。图 2-1 所示
是下颌骨系统髁突部位的两幅 MRI 医学图像。

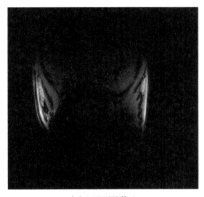 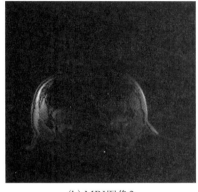

(a) MRI图像1　　　　　　　　　　(b) MRI图像2

图 2-1　下颌骨系统髁突部位的两幅 MRI 图像

研究表明,人体对图像的辨认很大程度上是根据图像块边缘,因此需
要在增强图像内部区域的同时,也增强图像边缘区域。为了显示 MRI 图
像中较模糊、对比度差的细节,提高图像的清晰度,突出病变部分的细节信
息,需要寻找合适的方法进行图像增强,提高图像质量来改善图像视觉效
果,以得到更为详细的图像信息,为进一步的分析和计算奠定基础。

2.2　图像增强技术比较与分析

在许多情况下,由于图像像素在显示设备动态域分布不均匀,造成图

像的对比度低、显示效果不理想。如何通过增强手段在计算机上清晰显示图像数据，已成为计算机视觉领域的关键问题之一。

图像增强是医学图像处理领域研究中的重要课题，是指按特定的需要突出一幅图像中的某些信息，同时削弱或去除某些不需要信息的处理方法。其主要目的是使处理的图像对某些特定应用来说比原图像更实用，处理的结果使图像更适合于人的视觉特性及识别系统，以期达到更好的显示效果。

医学图像与普通的数字图像相比，有其本身的特点[29]，具体如下：

（1）清晰度要求高

医学图像的最主要用途是用于医务工作者对患者进行观察和诊断，这些医学诊断图像可能由于其清晰度不高、模糊等问题对患者的病情造成延误和误诊，更有甚者会危及生命。因此，提高并保证医学图像的清晰度是至关重要的。

（2）降低噪声要求高

虽然医学图像在清晰度上要求很高，但是医疗影像器械本身固有的机械噪声、热噪声等，以及在不同的地域、温度和深度条件下，不同的影像器械操作人员等间接原因都会造成医学图像产生不同程度的噪声，影响画面质量，噪声很难完全消除，只能抑制。由于医学图像噪声的不可消除性和可抑制性，在尽量保证清晰度的前提下，采用图像处理手段降低医学图像特有的噪声成为关键。

（3）对病灶部位有更清晰的显示

有时医学图像还需要对患者病灶部分的边缘有更加清晰的显示，如脑膜与大脑之间病征判断，血管病征判断等接合处紧密，病症难以判断等情况下都需要图像边缘清晰，但是影像器械直接输出的医学图像往往无法完全达到医务工作者的要求，给准确的诊断带来困难。

正是由于医学图像的这些区别于普通数字图像处理的特点，使得图像增强技术在医学图像处理中起到了极其重要的、无法代替的作用。

2.2.1　图像增强技术分类与比较

目前常用的增强技术根据其进行处理的空间不同,可以分为基于图像域和基于变换域的方法两大类。前者直接在图像所在空间进行处理,是直接对图像的像素进行处理,而后者对图像的处理是通过在图像的变换域上间接进行的。空域增强算法的基础是灰度级映射变换和模板卷积,主要有直方图增强、模板平滑、模板锐化等;频率域增强算法的基础是傅里叶变换和滤波技术,主要有低通滤波(平滑)、高通滤波(锐化)、同态滤波等。

1. 空域变换增强方法

空域方法直接对图像中的像素进行处理,一般可以表示为

$$g(x, y) = EH(f(x, y)) \qquad (2-1)$$

式中,$f(x, y)$ 和 $g(x, y)$ 分别为增强前和增强后的图像;EH 为某种增强操作,图像输出与输入之间的关系完全由增强函数 EH 确定。EH 可以定义在每个图像的坐标点上,也可以定义在点的某个领域上,还可以定义在图像集合上。

(1) 灰度变换

图像的灰度变换处理是图像增强处理技术中最简单、最直接的空间域图像处理方法。灰度变换是指根据某种目标条件按一定变换关系逐点改变原图像中每一个像素灰度值的方法。其目的是为了改善画面质量,使图像的显示效果更加清晰。例如,为了显示图像的细节部分或提高图像的清晰度,需要将图像整个范围的灰度级或其中某一段灰度级进行扩展或压缩,这些都要求采用灰度变换方法。

灰度变换主要针对独立的像素点进行处理,通过改变原始图像数据所占据的灰度范围而使图像在视觉上得到更好的改观,没有利用像素点之间

的相互空间关系[30]。因此,灰度变换处理方法是一种点运算法,点运算是一种既简单而又重要的技术,一幅输入图像经过点运算后将产生一幅新的输出图像,由输入像素点的灰度值决定相应的输出像素点的灰度值。

图像选择不同的灰度变换函数会得到不同的结果。选择灰度变换函数应该根据图像的性质和处理的目的来决定。选择的标准是经过灰度变换后,像素的动态范围减小,图像的对比度扩展,使图像变得更加清晰、细腻、容易识别。灰度变换分为线性变换和非线性变换。

灰度的线性变换就是将图像中所有点的灰度级按照线性灰度变换函数进行变换。该线性灰度变换函数 $g(x, y)$ 是一维线性函数:

$$g(x, y) = T(f(x, y)) = af + x \qquad (2-2)$$

其中,a 为线性函数的概率,T 为线性函数在 y 轴的截距,$f(x, y)$ 表示输入图像的灰度,$g(x, y)$ 表示输出图像的灰度。

分段线性变换是为了突出人们感兴趣的目标或亮度值区间,要求局部扩展亮度值范围。它可有效地利用有限的灰度级,达到最佳限度图像中有用信息的目的。

非线性灰度变换对于要扩展的亮度值范围是有选择的,扩展的过程是随着亮度值的变换而连续变化的。常见的非线性灰度变换方法有以下两种:

1) 指数变换:该方法可以对图像的高亮度区给予较大的扩展。

2) 对数变换:当希望对图像的低亮度区有较大的扩展而对高亮度区进行压缩时,可采用此种变换,其形式为

$$g(x, y) = C \cdot \log(1 + | f(x, y) |) \qquad (2-3)$$

其中,C 是尺度比例常数。

图像的灰度变换函数的选择取决于具体的成像系统和应用场合,在不同的场合下,较难确定合适的变换函数,缺乏通用性。

（2）直方图均衡化

直方图均衡化是以累计分布函数变换法为基础的直方图修正法[31]。一幅均匀量化的医学图像的灰度直方图通常在低值灰度区间上的频率较大,这样的图像在较暗区域的细节常常看不清楚。为使图像变得清晰,需要使图像的灰度动态范围变大,并且让灰度频率较小的灰度级经变换后其频率变得大一些,产生一幅灰度级分布具有均匀概率密度的图像,扩展像素的取值动态范围。

直方图均衡化是灰度变换的一个重要应用[32]。假设变换函数为

$$S = T(r) = \int_0^r p_r(\omega)\,\mathrm{d}\omega \qquad (2-4)$$

式中,ω 是积分变量;$\int_0^r p_r(\omega)\,\mathrm{d}\omega$ 是 r 的累计分布函数。这个变换函数满足关于 $T(r)$ 在 $0 \leqslant r \leqslant 1$ 内单值单调增加,满足在 $0 \leqslant r \leqslant 1$ 内有 $0 \leqslant T(r) \leqslant 1$ 的条件。将上式两端对 r 求导,得:$\dfrac{\mathrm{d}S}{\mathrm{d}r} = p_r(r)$。再把结果代入随机变量的分布密度函数公式:

$$p_s(S) = p_r(r) \cdot \frac{\mathrm{d}T^{-1}(S)}{\mathrm{d}s} = p_r(r) \cdot \frac{\mathrm{d}r}{\mathrm{d}s}\bigg|_{r=T^{-1}(S)} \qquad (2-5)$$

得到
$$p_s(S) = p_r(r) \cdot \frac{\mathrm{d}r}{\mathrm{d}s}\bigg|_{r=T^{-1}(S)} = p_r(r) \cdot \frac{1}{p_r(r)} = 1 \qquad (2-6)$$

由上面的推导可知,在变换后的变量 S 的定义域内的概率密度是均匀分布的。由此可见,用 r 的累计分布函数作为变换函数可产生一幅灰度级分布具有均匀概率密度的图像。其结果扩展了像素取值的动态范围。

为了对图像进行处理,必须引入离散形式的公式。当灰度级是离散值的时候,可用频数近似代替概率值,即

$$p_k(r_k) = n_k/n \quad (0 \leqslant r_k \leqslant 1,\ k = 0, 1, \cdots, l-1) \qquad (2-7)$$

式中,l 是灰度级的总数目;$p_k(r_k)$ 是第 k 级灰度值的概率;n_k 是在图像中的第 k 级灰度的次数;n 是图像中的像素总数。式(2 - 4)的离散形式可由式(2 - 8)表示:

$$S_k = T(r_k) = \sum_{j=0}^{k} \frac{n_k}{n} = \sum_{j=0}^{k} p_r(r_j)$$

$$(0 \leqslant r_k \leqslant 1, k = 0, 1, \cdots, l - 1) \qquad (2 - 8)$$

其反变换式为:$r_k = T^{-1}(S_k)$。具体的处理过程如下[33]:

1) 计算原图像的灰度级直方图;

2) 求原图像各灰度级的累积概率分布函数,并由此构造灰度转换函数;

3) 根据灰度转换函数将原图像所有像素灰度值映射到输出图像,得到增强后的图像。

直方图均衡化方法的增强原理如图 2 - 2 所示。

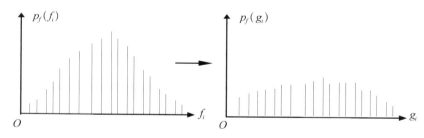

图 2 - 2　直方图均衡化方法的增强原理示意图

直方图均衡化方法的实质是减少图像的灰度等级和细节以换取对比度的扩大,但对比度扩大到何种程度是不能进行控制的,因而限制了图像中某些局部区域的对比度拉伸力度,使某些细节与背景之间的对比度难以得到有效增强,甚至出现蜕化。

2. 频域滤波增强方法

频域增强处理是指根据一定的图像模型,对图像的傅里叶频谱的各个频段进行不同程度的修改的技术。频域增强技术是在图像的频率域空间对图像进行滤波,因此需要将图像从空间域变换到频率域,一般通过傅里叶变换即可实现。在频率空间的滤波可以通过卷积实现,因此傅里叶变换和卷积理论是频域滤波技术的基础。通常总是假设:

(1) 引起图像质量下降的噪声在图像的傅里叶频谱中占据的是高频段;

(2) 图像的边缘在傅里叶频谱中占据的也是高频段;

(3) 图像中灰度变化较缓的区域在频谱中占据的是低频段。

频域增强的过程有三个步骤:首先,将原始图像通过傅里叶变换转化到频域;然后对其频域分量进行修正;最后,通过逆傅里叶变换转换到空域,得到增强后的图像[34]。对于原始图像 $f(x, y)$ 采取某种处理,假设处理系统的冲激相应为 $h(x, y)$,则有:$g(x, y) = h(x, y) * f(x, y)$,由卷积定理可知:

$$G(u, v) = H(u, v) * F(u, v) \qquad (2-9)$$

其中,$G(u, v)$,$H(u, v)$ 和 $F(u, v)$ 分别表示 $g(x, y)$,$h(x, y)$ 和 $f(x, y)$ 的傅里叶变换。

对于图像增强,选择合适的 $H(u, v)$ 使得

$$g(x, y) = \xi^{-1}(H(u, v) * F(u, v)) \qquad (2-10)$$

得到的 $g(x, y)$ 比 $f(x, y)$ 的某些特征更加突出、鲜明,因而更有利于识别或解释。

(1) 频域高通滤波器

图像的细节分布于频率的高频区域,加强图像的高频分量可使图像轮廓清晰,达到锐化的目的。高通滤波的目的是突出边缘,即扩大高频段,而使低频段受到抑制[35]。对高通滤波而言,$H(u, v)$ 应使低频抑制,而使高频通过。常用的 $H(u, v)$ 函数,如理想高通滤波器、高斯型高通滤波器、Butterworth 高通滤波器、指数型高通滤波器等。

理想高通滤波器的传递函数为

$$H(u, v) = \begin{cases} 1, & D(u, v) > D_0 \\ 0 & D(u, v) \leqslant D_0 \end{cases}, D_0 \text{ 是截止频率} \qquad (2-11)$$

高斯型滤波器的滤波函数为

$$H(u, v) = 1 - \exp\left(-\left(\frac{D(u, v)}{D_c}\right)^2\right) \qquad (2-12)$$

式中，$D = \sqrt{(u-u_0)^2 + (v-v_0)^2}$ 表示频率(u, v)到滤波器中心(u_0, v_0)的距离。D_c 为截止频率，其值为$(u, v) = (0, 0)$处的 D 值。

Butterworth 型滤波器的滤波函数为[36]

$$H(u, v) = 1 / \left(1 + \left(\frac{D(u, v)}{D_c}\right)^2\right) \qquad (2-13)$$

指数型滤波器的滤波函数为

$$H(u, v) = \exp\left(-\left(\frac{D(u, v)}{D_c}\right)^2\right) \qquad (2-14)$$

（2）频域低通滤波器

低通滤波器的目的是滤去噪声，保留低频段，抑制高频段。低通滤波器的效果是图像的去噪声平滑增强，但同时也抑制了图像的边界，造成图像不同程度的模糊。理想低通滤波器的传递函数为

$$H(u, v) = \begin{cases} 1, & D(u, v) > D_0 \\ 0 & D(u, v) \leqslant D_0 \end{cases} \qquad (2-15)$$

式中，D_0 是截止频率。对于理想低通滤波器，其截止频率 D_0 的大小决定了滤波后所保存的能量的多少。D_0 越小，则通过的能量越小，平滑所来的模糊问题越严重。

（3）频域内同态滤波函数

对高通滤波器稍做修改便可得到与其对应的同态滤波函数。高斯型

同态滤波器滤波函数为

$$H(u,\ v) = (r_H - r_L)\left(1 - \exp\left[-c\left(\frac{D(u,\ v)}{D_c}\right)^2\right]\right) + r_L \quad (2-16)$$

式中，r_H 和 r_L 分别为高频和低频增益；常数 c 控制滤波函数斜面的锐化，其值在 r_L 和 r_H 之间变化。

Butterworth 同态滤波器滤波函数为

$$H(u,\ v) = (r_H - r_L)\Big/\left(1 + \left(\frac{D(u,\ v)}{D_c}\right)^2\Big/c\right) + r_L \quad (2-17)$$

指数型同态滤波器函数为

$$H(u,\ v) = (r_H - r_L)\left(1 - \exp\left[\left(-c\frac{D(u,\ v)}{D_c}\right)^2\right]\right) + r_L \quad (2-18)$$

在上述三种同态滤波函数中，当 $r_H > 1$ 且 $r_L < 1$ 时，可通过减小低频和增强高频，使动态范围压缩和对比度增强[37]。此时，对应曲线的一般形状如图 2-3 所示。图 2-4 所示为在相同参数情况下，同一幅 MRI 图像运用上述三种同态滤波函数增强后的结果。

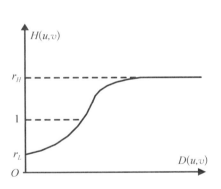

图 2-3　同态滤波曲线

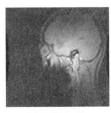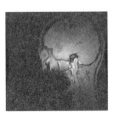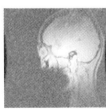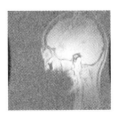

(a) 原始图像　　　　(b) 高斯型　　　　(c) Butterworth型　　　　(d) 指数型

图 2-4　不同同态滤波函数增强结果

上述高通滤波器中,Butterworth 型高通滤波器在抑制噪声的同时,图像边缘模糊程度大大减小且没有振铃效应,在提高图像细节清晰度方面的效果更好。

(4) 改进的 Butterworth 同态滤波函数

为得到更好的图像增强效果,Liviu 等提出了如下改进的 Butterworth 同态滤波函数[38]:

$$H(u, v) = r_1 - r_2 \frac{1}{1 + 2.145 \left(\frac{D(u, v)}{D_c} \right)^4} \qquad (2-19)$$

其中,使用参数 r_1 和 r_2 是为了得到更大的灵活性。对于高频分量,当满足 $\frac{D}{D_c} \gg 1$, 可得 $r_H \approx r_1$;而对于低频分量,当满足 $\frac{D}{D_c} \ll 1$ 时,可得 $r_L \approx r_1 - r_2$。同时,r_L 到 r_H 变化曲线的斜率可通过截止频率 D_c 的变化来调节。

2.2.2 图像增强的评价标准

图像信息熵是衡量图像的一个重要指标。对于二维灰度图像而言,若只研究图像的灰度层次,不考虑其在二维空间中的具体位置,则可用信息熵表征图像信息的多少[39]。增强图像的熵值越大,说明增强图像从源图像中保留的细节内容越多,信息量越大。假设一幅图像中某像素的灰度 k 表示事件 C_k,P_k 表示事件 C_k 在图像中出现的概率,M 表示图像的最大灰度级数,则一幅二维灰度图像的信息熵可用下式求得:

$$H = -\sum_{k=1}^{M} p_k \log_2 p_k, \ p_k = n_k / (M \times N) \qquad (2-20)$$

式中,n_k 是在图像中的第 k 级灰度的次数;p_k 为第 k 级灰度的频率;$M \times N$ 是图像中的像素总数。图像的灰度信息越集中,其信息量越小。如果图像集中在一个灰度值,则信息量为 0;图像的灰度值越分散,其信息量越大。

本书采用信息熵作为判断依据来评价图像增强的效果。

2.3　图像小波变换分析

小波变换最早是作为一种信号分析的数学工具由法国地球物理学家 Morlet 于 20 世纪 80 年代初提出的。它是一种信号的时频分析方法,具有多分辨率的特性,而且在时频两域都具有表征信号局部特征的能力,是一种窗口大小固定不变,但形状可以改变,时间窗和频率窗都可以改变的时频局部化分析方法。

小波分析对传统傅里叶变换做出了里程碑式的发展,是目前在许多学科和工程技术中的一个非常广泛的课题。它通过伸缩、平移运算,对信号逐步进行多尺度细化,最终达到高频处时间细分,低频处频率细分[40]。它能自动适应视频信号分析的要求,从而可聚焦到信号的任意细节,被誉为"数学显微镜"。它成功解决了傅里叶变换不能节能的许多难题,成为继傅里叶变换以来在科学方法上的一个重大突破。小波变换具有空域和频域的"变焦距"特性,可以对信号进行多分辨率分析,目前已被广泛应用于图像处理领域。

2.3.1　小波变换的理论基础

若记基本小波变换为 $\psi(t)$,伸缩平移因子分别为 a 和 b,则小波是函数 $\psi(t)$ 通过平移和伸缩而产生的一个函数簇 $\psi_{a,b}$:

$$\psi_{a,b}(t) = |a|^{-1/2} \psi\left(\frac{t-b}{a}\right), \quad (a, b \in R, a \neq 0) \qquad (2-21)$$

通常称 $\psi(t)$ 为母小波,则 $\psi_{a,b}(t)$ 为小波函数或简称为小波。

令 $L^2(R)$ 为可测的、平方可积函数 $f(t)$ 的矢量空间,R 为实数集,对于

任意的 $f(t) \in L^2(R)$ 的连续小波变换定义如下：

$$W(a, b) = \int_{-\infty}^{+\infty} f(t) \overline{\psi_{a, b}(t)} \mathrm{d}t = |a|^{-1/2} \int_{-\infty}^{+\infty} f(t) \overline{\psi\left(\frac{t-b}{a}\right)} \mathrm{d}t$$

$$(2-22)$$

即信号 $f(t)$ 关于 $\psi(t)$ 的连续小波变换 $W(a, b)$ 就定量地表示了信号与小波函数系数 $\psi_{a, b}(t)$ 中的每一个小波相关或接近程度[41]。如果我们把小波看成是 $L^2(R)$ 空间的基函数系，那么，连续小波变换就是信号在基函数系上的分解或投影。连续小波变换具有如下重要性质：

（1）线性性：一个多分量信号的小波变换等于各个分量的小波变换之和。

（2）平移性：若 $f(t) \Leftrightarrow W(a, b)$，则有 $f(t-\tau) \Leftrightarrow W(a, b-\tau)$。

（3）伸缩共变性：若 $f(t) \Leftrightarrow W(a, b)$，则有 $f(ct) \Leftrightarrow \frac{1}{\sqrt{c}} W(ca, cb)$，$c > 0$。

（4）自相似性：对应于不同伸缩参数 a 和不同平移参数 b 的连续小波变换之间是自相似的。

（5）冗余性：连续小波变换中存在信息表述的冗余度。

小波逆变换的公式为

$$f(t) = \int_{-\infty}^{+\infty} \int_{-\infty}^{+\infty} W(a, b) \psi_{a, b}(t) \frac{\mathrm{d}a}{|a|^2} \mathrm{d}b$$

$$(2-23)$$

对于基本小波函数 $\psi(t)$，它必须满足以下条件：

$$C_\psi = \int_{-\infty}^{+\infty} \frac{|\hat{\psi}(\omega)|}{|\omega|} \mathrm{d}\omega < +\infty$$

$$(2-24)$$

这是从信号完全重构角度对基本小波 $\psi(t)$ 提出的约束条件，称为完全重构条件。在应用小波变换分解和重构信号时，常采用离散化处理。通常，伸

缩参数 a 和平移参数 b 的离散化公式分别取作 $a=a_0^i$ 和 $b=ka_0^ib$。这样，对应的离散小波变换 $\psi_{i,k}(t)$，可写作

$$\psi_{i,k}(t)=a_0^{-i/2}\psi(a_0^{-i}t-kb_0) \qquad (2-25)$$

离散小波变换的重构公式为

$$f(t)=\sum_{i=-\infty}^{+\infty}\sum_{k=-\infty}^{+\infty}c_{i,k}\psi_{i,k}(t) \qquad (2-26)$$

离散化参数取作 $a_0=2,b_0=1$ 时的离散小波变换为

$$\psi_{i,k}(t)=a^{-i/2}\psi(a^{-i}t-k) \qquad (2-27)$$

称为二进小波[42]。

2.3.2　多分辨率分析与 Mallat 算法

多分辨率分析是在 $L^2(R)$ 函数空间内，将函数 $f(t)$ 描述为一系列近似函数的极限。每一个近似都是函数 $f(t)$ 的平滑逼近，而且具有越来越细的近似函数。这些近似可在不同分辨率得到，多分辨率由此得名。

空间 $L^2(R)$ 的多分辨率分析是指构造 $L^2(R)$ 空间的一个子空间序列 $\{V_i,i\in Z\}$，使它具有以下性质：

（1）单调性（包含性）：对于任意的 $i\in Z$，$V_i\subset V_{i+1}$；

（2）逼近性：$\underset{i\in Z}{I}V_i\subset\{0\}$，$\underset{i\in Z}{U}V_i\subset L^2\{R\}$；

（3）伸缩性：$\phi(t)\in V_i\Leftrightarrow\phi(2t)\in V_{i+1}$；

（4）平移不变性：$\phi(t)\in V_i\Leftrightarrow\phi(t-2^ik)\in V_i$，$\forall k\in Z$；

（5）Riesz 基存在性：存在 $\phi(t)\in V_0$，使得 $\{\phi(t-2^ik),k\in Z\}$ 构成 V_0 的 Riesz 基。

若令 A_i 是用分辨率 2^i 逼近信号 $f(t)$ 的算子，则在分辨率为 2^i 的所有逼近函数 $g(t)$ 中，$A_if(t)$ 是最类似于 $f(t)$ 的函数：

$$\| g(t) - f(t) \| \geqslant \| A_i f(t) - f(t) \|, \ \forall g(t) \in V_i \quad (2-28)$$

也就是说，逼近算子 A_i 是在向量空间 V_i 上的正交投影。

令 V_i 是空间 $L^2(R)$ 的一个多分辨逼近，则存在一个唯一的函数 $\phi(t) \in L^2(R)$ 使得

$$\phi_{i,k}(t) = 2^{-i/2}\phi(2^{-i}t - k), \ k \in Z \quad (2-29)$$

必定在 V_i 内的一个标准正交基，其中，$\phi(t)$ 称为尺度函数。

在 Burt 和 Adelson 图像分解和重构的塔形算法启发下，Mallat 于 1989 年提出了一种离散正交小波的快速算法，即 Mallat 算法，它在小波分析中具有非常重要的地位。本书将 Mallat 算法用于图像的分解和重构。设图像 $f(x, y) \in V_i^2 (i \in Z)$，用图像 V_i^2 空间的投影 $A_i f(x, y)$ 来表示，V_i^2 是 $L^2(R^2)$ 的一个多分辨率分析，则有

$$f(x, y) = A_i f(x, y) = A_{i+1}f + D_{i+1}^1 f + D_{i+1}^2 f + D_{i+1}^3 f \quad (2-30)$$

其中
$$\begin{cases} A_{i+1}f = \displaystyle\sum_{m_1, m_2 \in Z} C_{i+1, m_1, m_2} \phi_{i+1, m_1, m_2} \\ D_{i+1}^\varepsilon f = \displaystyle\sum_{m_1, m_2 \in Z} D_{i+1, m_1, m_2} \psi_{i+1, m_1, m_2}^\varepsilon \ (\varepsilon = 1, 2, 3) \end{cases} \quad (2-31)$$

若用 $\boldsymbol{P}_r$，$\boldsymbol{P}_c$ 和 $\boldsymbol{Q}_r$，$\boldsymbol{Q}_c$ 分别表示共轭滤波器 $\boldsymbol{P}$，$\boldsymbol{Q}$ 作用于阵列 $\{C_i(m_1, m_2)(m_1 m_2)^2\}$ 的行和列，则二维 Mallat 分解算法有如下表示：

$$\boldsymbol{C}_i = \boldsymbol{P}_r \boldsymbol{P}_c \boldsymbol{C}_i, \ \boldsymbol{D}_{i+1}^1 = \boldsymbol{P}_r \boldsymbol{Q}_c \boldsymbol{C}_i,$$
$$\boldsymbol{D}_{i+1}^2 = \boldsymbol{Q}_r \boldsymbol{P}_c \boldsymbol{C}_i, \ \boldsymbol{D}_{i+1}^3 = \boldsymbol{Q}_r \boldsymbol{Q}_c \boldsymbol{C}_i \quad (2-32)$$

相应地，二维 Mallat 重构算法：

$$\boldsymbol{C}_i = \boldsymbol{P}_r^* \boldsymbol{P}_c^* \boldsymbol{C}_{i+1} + \boldsymbol{P}_r^* \boldsymbol{Q}_c^* \boldsymbol{D}_{i+1}^1 + \boldsymbol{Q}_r^* \boldsymbol{P}_c^* \boldsymbol{D}_{i+1}^2 + \boldsymbol{Q}_r \boldsymbol{Q}_c \boldsymbol{D}_{i+1}^3 \quad (2-33)$$

其中，$\boldsymbol{P}^*$、$\boldsymbol{Q}^*$ 分别是 $\boldsymbol{P}$、$\boldsymbol{Q}$ 的共轭转置矩阵。对于二维图像来说，算子 $\boldsymbol{P}_r \boldsymbol{P}_c$ 相当于二维低通滤波器，因此，$\boldsymbol{C}_{i+1}f$ 是原始图像在 $2^{-(i+1)}$ 分辨率上的近似

（图像的低频成分，记为 LL_i），反映在空间域中的基本信息；算子 $\boldsymbol{P}_r\boldsymbol{Q}_c$ 相当于对列作平滑、对行作锐化，因此，$\boldsymbol{D}_{i+1}^1 f$ 显示 $\boldsymbol{C}_i f$ 的竖直方向的高频分量（记为 LH_i）；算子 $\boldsymbol{Q}_r\boldsymbol{P}_c$ 相当于对行作平滑、对列作锐化，因此，$\boldsymbol{D}_{i+1}^2 f$ 显示 $\boldsymbol{C}_i f$ 的水平方向的高频分量（记为 HL_i）；算子 $\boldsymbol{Q}_r\boldsymbol{Q}_c$ 是两个方向的高频滤波（记为 HH_i），检测的是对角边缘[43]。

通过 Mallat 算法图像被分解为一系列的子图像，图 2－5 所示是 MRI 图像三级小波分解示意图。

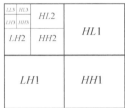
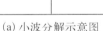
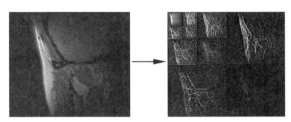

(a) 小波分解示意图　　　　　　　(b) 图像小波分解图

图 2－5　图像小波分解示意图

2.3.3　基于小波变换的增强算法

对一幅图像来说，噪声和图像细节信息主要集中在高频分量中，而低频分量主要决定图像在平滑区域中灰度级的显示。在图像处理过程中，将两种能量分离开，进行不同的处理，可以取得更佳的处理效果。通过对低频区域压制，对高频部分增强来实现图像的增强。由于使用单尺度的方法并不可能对图像的高低频给出一个精确的界定，导致细节信息可能并存于这两个频带中，在分别抑制和增强时，极有可能带来明显的谷粒效应。

近年来，基于小波变换的图像增强技术取得了很大的进展，它从当今小波分析理论的角度来探讨图像处理问题。小波分析具有多尺度、时频域局部化的特性，特别适合于图像信号这一类非平稳信源的处理。根据图像的大小和特征选择合适的分解级数,可使光照不均匀引起的变换主要体现在低频带子图像中,而对高频采用逐渐精细的空域或频域步长,可以聚焦到分析图像的任意细节。

经过小波变换,图像分解可被分解为一系列倍程划分的频带上的多个高频子图像和一个低频带子图像。低频带子图像反映了图像各主要空域范围的亮度分布和基本面貌;而噪声和细节信息集中在高频子图中。小波变换应用于图像增强的优势在于:可将图像中不同分辨率的细节特征随尺度不同而分离开来,避免了需要通过不断调整滤波器窗口大小来选择增强效果的繁琐工作;在对不同尺度下的小波分量分别进行增强时,原图像的轮廓得到了增强[44]。经过小波变换后的图像,细节部分清晰,层次感强,一些在原图中隐约的细节特征得到了突出,去除增强图像的噪声的同时提高对比度,增强效果比较明显[45]。

基于小波变换的图像增强方法,通过在小波重构前对某些小波参数的调整来实现增强。为得到合理的图像增强效果,可采用不同的系数变换方法。近年来,国内外学者提出了不少的小波系数非线性增强方法。其中最具代表性的是 Laine 和 Fan 等提出的 S 型函数非线性增强和 Heric 等提出的采用方向小波分解增强方法[46]。这些方法都是根据小波系数的模值大小对小波系数增益进行非线性调整。

2.4　基于小波变换的同态滤波 MRI 医学图像增强算法

2.4.1　图像的照度-反射模型

图像 $f(x, y)$ 可以看成是由光源产生的照度场和目标的反射场系数共同作用下产生的。它是光源照度场——照度分量(illumination component)

$i(x,y)$ 和场景中物体反射光——反射分量（Reflectance Component）$r(i,y)$ 的乘积[47]。一般情况下,照度分量在空间中是缓慢变化的,在频谱能量上集中于低频;反射分量在不同物体上的交界处是急剧变化的,在频谱能量上集中于高频。

照度分量 $i(x,y)$ 的性质取决于照射源,在实际环境中存在一个上限。反射分量 $r(i,y)$ 取决于成像物体的特性。$r(i,y) = 0$ 表示全吸收;$r(i,y) = 1$ 表示全反射。因此,有以下关系存在:$0 < i(x,y) < I_{\max}$,$0 < r(x,y) < 1$。如果物体受到的照度明暗不均,那么,图像上对应于照度暗的部位,其细节就比较难以判别。

2.4.2　基于照度-反射模型的同态滤波增强方法

人眼对图像的感受是物体反射出来的光对视觉神经作用的结果。利用同态滤波进行图像增强处理是把频率过滤和灰度变换结合起来的一种处理方法,主要用于光照不均引起的图像质量下降。它把图像的照度—反射模型作为频域处理的基础,通过改变图像动态范围和增强对比度来改善图像的一种处理技术,可在很大程度上保留图像原貌的同时,对图像细节增强。

如果寻求一种变换,该变换可以减弱低频分量而增强高频分量,这样图像动态范围得到了压缩,进而对于动态范围过大的图像就能达到增强的目的,同态滤波正是基于此原理设计的。通常,用于减少光照不均引起的图像降质的处理上。

设图像照度分量为 $i(x,y)$,反射分量为 $r(x,y)$,图像灰度函数 $f(x,y)$ 可表示为

$$f(x,y) = i(x,y) \cdot r(i,y) \tag{2-34}$$

由于两个函数乘积的傅里叶变换是不可分的,故不能直接对照度和反

射分量的频率部分分别进行操作。因此,首先对图像进行灰度对数变换,得到:

$$Z(x, y) = \ln(f(x, y)) = \ln(i(x, y)) + \ln(r(i, y)) \quad (2-35)$$

通过上述变换,两个相乘的分量变换成相加的分量,从而有可能把它们的频谱分开。对上式利用傅里叶变换 ξ,得到

$$\xi(Z(x, y)) = \xi(\ln[i(x, y)]) + \xi(\ln[r(i, y)]) \quad (2-36)$$

上式可重写为

$$Z(u, v) = F_L(u, v) + F_R(u, v) \quad (2-37)$$

这里,$F_L(u, v)$ 和 $F_R(u, v)$ 分别是 $\ln(i(x, y))$ 和 $\ln(r(x, y))$ 的傅里叶变换结果[48]。

图像的照度分量不均匀表现为图像各部分平均亮度有起伏。为了消除这一不良效果,可通过压缩其动态范围而增强反射分量的对比度来使得图像细节更清晰。我们可通过一个频域上对高频和低频有不同影响的滤波函数 $H(u, v)$ 来实现:

$$\begin{aligned} S(u, v) &= H(u, v) \cdot Z(u, v) \\ &= H(u, v) \cdot F_L(u, v) + H(u, v) \cdot F_R(u, v) \end{aligned} \quad (2-38)$$

对上式做逆傅里叶变换,得到

$$\begin{aligned} s(x, y) &= \xi^{-1}(S(x, y)) = \xi^{-1}(H(u, v) \cdot F_L(u, v)) \\ &+ \xi^{-1}(H(u, v) \cdot F_R(u, v)) \end{aligned} \quad (2-39)$$

由于 $s(x, y)$ 是由原始图像取对数得到的,对 $s(x, y)$ 取指数便可得到增强后的图像 $g(x, y)$,即

$$g(x, y) = \exp(s(x, y)) \quad (2-40)$$

同态滤波的过程如图 2－6 表示。

f(x,y)
Ln
FFT
LF
FFT⁻¹
Exp
g(x,y)

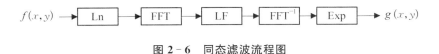

图 2－6 同态滤波流程图

其中，Ln 表示对数运算；FFT 表示傅里叶变换；LF 表示线性滤波；LFT 表示逆傅里叶变换；Exp 表示指数运算。

由于照度分量直接决定了一幅图像中像素达到的动态范围，而反射分量是图像中物体的反射特性的函数，选用合适的同态滤波函数能获得对这些分量的理想控制。此时，需要一个滤波函数 $H(u,\ v)$来实现控制，它能以不同的方式影响傅里叶变换的高低频成分。

2.4.3 基于小波变换的同态滤波增强算法

同态滤波增强作为一种在频域中将图像灰度动态范围进行压缩和对比度增强的方法，经常用于消除图像在光照不均条件下引起的图像降质。它对图像中所有像素进行相同的处理，具有全局的性质，所以较好地保持了图像的整体面貌，但是其局部对比度增强效果并不理想。由于 MRI 医学图像存在大噪声、低对比度的特性[49]，用该算法处理给图像的分析和进一步处理带来了困难。

考虑到同态滤波在图像局部增强方面的不足以及小波变换的多分辨率特性，本书提出一种基于小波变换的同态增强算法。采用 Mallat 算法代替传统同态滤波中的傅里叶变换，通过对不同分辨率下的小波系数小波变换后在空间域上对得到的子图像运用不同的增强规则，实现图像增强。算法流程如图 2－7 所示。

f(x,y)
Ln
WT
LF
IWT
Exp
g(x,y)

图 2－7 小波同态滤波流程图

其中,Ln 表示对数运算,WT 表示小波分解,LF 表示线性滤波,LFT 表示小波重构,Exp 表示指数运算。

在基于小波变换的同态增强过程中,图像先经过了对数运算,此时不宜再采用根据小波系数模值大小的非线性调整,否则会使得增强结果不可控,重构后的图像中会出现"伪像"。同时,考虑到 MRI 图像整体偏暗、光照不均匀、对比度差等特点,在对定义小波系数非线性增强函数时需要考虑以下三点[50]:

(1) 对不同分辨率下的小波分解系数进行类似于高通滤波处理,衰减低频分量,增强高频分量,保证图像整体面貌。

(2) 变换函数必须是单调递增的,随着小波级数增加,增益增大,否则,重构图像也会出现伪像。

(3) 变换函数的整体增益以及每一级分解系数之间增益相差的幅度可控。

本书运用改进的 Butterworth 函数作为线性滤波函数,对于 LH_i 和 HL_i 设置

$$\frac{D(u, v)}{D_c} = \sigma^2 / \sum_{u=1}^{M} \sum_{v=1}^{N} \big[(u-u_0)^2 + (v-v_0)^2 \big] \qquad (2-41)$$

式中,M 和 N 为第 i 层小波分解后的图像大小;(u_0, v_0) 为子图像的中心;$D(u, v)$ 为子图像在 (u, v) 位置的像素值;σ 为子图像的标准差。相应的滤波函数为

$$H(u, v) = r_{1i} - r_{2i} \frac{1}{1 + 2.145 \big(\sigma^2 / \sum\limits_{u=1}^{M} \sum\limits_{v=1}^{N} \big[(u-u_0)^2 + (v-v_0)^2 \big] \big)^4}$$

$$(2-42)$$

对于 HH_i,取

$$\frac{D(u, v)}{D_c} = 1/(2^i \cdot k_b) \qquad (2-43)$$

式中,i 为分解级数;$k_b = 1/8$ 为截止频率。其对应的滤波函数定义为

$$H(u,\ v) = r_{1i} - r_{2i}\ \frac{1}{1 + 2.145\left(\frac{1}{2^i k_b}\right)^4} \qquad (2-44)$$

对于 LL_i,可以通过线性或非线性函数修改其灰度的不均匀性。本书采用线性方法,使用如下的函数进行调整:

$$H(u,\ v) = (r_{1i} - r_{2i})(k(D(u,\ v) - m) + m) \qquad (2-45)$$

式中,m 为 LL_i 子图像的灰度均值;k 为对比度调整因子。k 满足 $0 \leqslant k \leqslant 1$。当 $k = 1$ 时,图像的高频细节得到了一定的增强,但整个空域范围内的光照不均匀仍很明显,其优点是较好地保持了原始图像的整体面貌;当 $k = 0$ 时,整个空域范围内的光照不均匀基本得到消除,但图像的原始面貌改变较大,此时,LL_i 中包含的低频信息全部被消除,而这些低频信息并不完全是由于光照不均匀形成的,因此 k 的取值应满足 $0 < k < 1$。本书取 $k = 1 - 1/m$ 来对低频子图像进行调整。

对于参数 r_{1i} 和 r_{2i},由于分解时采用的是低频压制,高频扩张的方法进行增强,而随着分解级数的增加,相邻两次分解得到的低频成分呈减少趋势,因此,将 r_{1i} 和 r_{2i} 分别设置为级数而变化,取:$r_{1i} = 3i/(i+1)$,$r_{2i} = 2i/5(i+1)$,这里,$r_{11} = 3/2 > 1$ 和 $r_{21} = 1/5 < 1$ 为初始值,并有

$$1 < r_{11} < r_{12} < \cdots < r_{1k} < r_{1k+1},\ r_{21} < r_{22} < \cdots < r_{2k} < r_{2k+1} < 1$$
$$(2-46)$$

满足变换函数的单调递减性、整体增益可控性和图像增强对参数的要求。

2.4.4　实验结果及分析

为验证本书方法的有效性,选取髁突部位的两幅 MRI 医学图像进行说明。由于本书算法是建立在同态滤波基础之上的,因此同时也给出传统

图像增强方法——基本同态滤波、改进同态滤波、直方图均衡化方法、方向小波变换图像增强方法的实验结果。实验结果分别如图 2-8 和图 2-9 所示。实验中采用三级小波变换，截止频率 D_c 设置为 80。同态滤波方法中设置 $r_H = 3/2, r_L = 2/5$；改进同态滤波方法中设置 $r_1 = 3/2, r_2 = 2/5$。

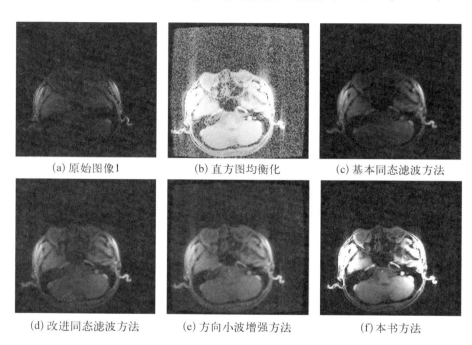

(a) 原始图像1 　　　(b) 直方图均衡化 　　　(c) 基本同态滤波方法

(d) 改进同态滤波方法 　　(e) 方向小波增强方法 　　(f) 本书方法

图 2-8　第一幅 MRI 图像增强结果

从视觉上看，运用方向小波变换方法和本书方法增强后的图像效果较好。运用直方图均衡化方法放大了平滑区域的噪声，图像显得非常不自然。基本同态滤波方法增强后图像的局部对比度增强效果不理想。改进的同态滤波方法增强后的图像稍优于同态滤波，但整体仍偏暗，细节不明显。运用方向小波变换方法增强后的图像在组织局部细节显示方面还不是很理想。运用本书方法不仅对图像灰度不均匀的情况进行了校正，同时视觉上比传统图像增强方法提供的结果更为理想。表 2-1 是运用上述方法增强后图像的信息熵值。

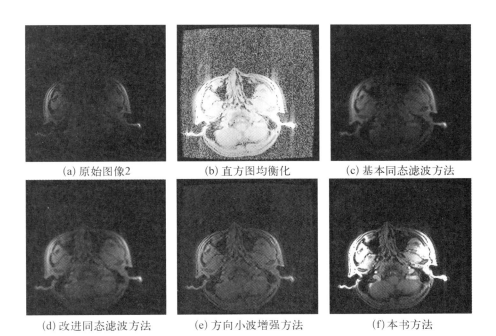

(a) 原始图像2　　　　(b) 直方图均衡化　　　　(c) 基本同态滤波方法

(d) 改进同态滤波方法　　(e) 方向小波增强方法　　　　(f) 本书方法

图 2 - 9　第二幅 MRI 图像增强结果

表 2 - 1　信息熵的比较

图像编号	原始图像	直方图均衡化	基本同态滤波	改进同态滤波	方向小波变换	本书方法
图像 1	4.788 4	1.964 3	3.580 3	4.001 3	4.310 6	4.810 9
图像 2	4.886 8	1.815 4	3.871 1	4.085 7	4.283 8	4.908 3

　　由表 2-1 可知,传统图像增强方法增强后图像的信息熵比增强前的图像小,其中运用方向小波变换法对应的图像熵值最大,说明其图像增强效果较好。本书方法增强后的图像信息熵明显大于用传统图像增强方法处理后的图像的信息熵,从而验证了传统图像增强方法存在的缺陷。

　　下面从灰度直方图角度来比较方向小波变换和本书算法的图像增强效果,结果如图 2-10、图 2-11 和图 2-12 所示。

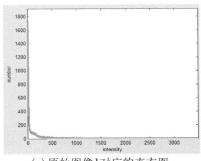
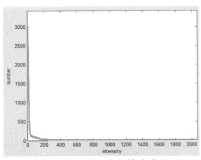

(a) 原始图像1对应的直方图　　　　　(b) 原始图像2对应的直方图

图 2 - 10　原始图像对应的直方图

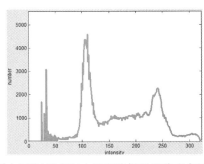
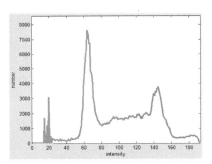

(a) 图像1经方向小波变换增强后的直方图　　(b) 图像1经本书方法增强后的直方图

图 2 - 11　第一幅 MRI 图像增强结果

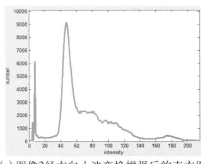
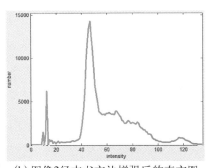

(a) 图像2经方向小波变换增强后的直方图　　(b) 图像2经本书方法增强后的直方图

图 2 - 12　第二幅 MRI 图像增强结果

从直方图可以看出,两幅原始图像对应的灰度动态范围都非常宽,远远大于普通图像灰度级 0～256 的范围。通过图像增强前后的直方图比较可得,本书算法的灰度动态范围压缩能力强于方向小波变换方法。由于图像灰度级的拉伸,图像的对比度得到改善,图像的清晰度也有所提高,由此说明采用本书方法增强后的图像包含更多的组织信息。

由实验结果可知,本书方法是合理有效的,它比传统图像增强算法效果要好。本书方法有效实现了 MRI 医学图像增强,突出了图像的细节,改善了视觉效果,并对噪声具有良好的抑制作用,有助于医生做出正确的诊断。

2.5　小　　结

直方图均衡化方法用离散灰度级作变换,很少能得到平坦的结果。经过增强的 MRI 图像对比度不自然地过分增强,在增强的同时也放大了噪声。同态滤波算法是对图像进行傅里叶变换,在频域上进行增强,没有考虑图像的空间特征,对图像的局部细节增强效果不理想。小波变换具有良好的空域和频域的局部化特性,本章根据图像各个不同部分的区分大多以边缘作为依据的事实,提出了一种基于小波变换的同态滤波算法。利用小波的多分辨率特性,借鉴同态滤波算法的思想,根据图像的照度和反射模型,对图像的不同部分采用不同的增强规则,集成了小波和同态滤波各自的优势。将原来模糊不清甚至根本无法分辨的原始 MRI 图像处理成清晰的、含有大量有用信息的可使用的图像,基本上保留了所有的细节,同时也使图像得到了增强,增强的效果优于传统的图像增强方法。

第3章

区域和局部信息结合的双向
医学图像配准方法

在临床医学中,患者经常同时进行多种断层影像模式的检查,以提供对研究部位互为补充的形态信息和功能信息,单一模态的图像往往不能提供医生所需要的足够的信息。通常需要配准并融合多模态的图像得到更为丰富的信息,帮助了解病变组织或器官的情况,为临床诊断和手术治疗提供全面准确的信息。但是,不同模态的医学图形由于成像机理的不同、分辨率不同、灰度特性不同,并不存在简单的一一对应关系,需要首先进行图像的配准。图像配准是进行图像融合的前提,也是目前医学图像处理领域中的一个研究热点。

3.1 医学图像配准基本过程和方法

3.1.1 成像模式

由于成像设备的不同,存在多种成像模式,主要可分为描述生理形态特征的成像模式和描述人体功能的成像模式。

CT 技术是运用一定的物理技术,以测定 X 线在人体内的衰减系数为基础,采用一定的数学方法求解出衰减系数值在解剖面上的二维分布矩阵，再把此二维分布矩阵转变为图像画面上的灰度分布，由被检查各点 CT 值重建出图像。它能对被检查的人体进行横断层成像，彻底解决了内部组织的重叠显示问题。

MRI 技术依据原子核在进动中吸收外界能量产生能量跃迁的原理，采用静磁场和射频磁场使人体组织成像，依据与人体生理、生化有关的人体组织密度结构环境下不同物质衰减性能的不同获得图像。MRI 成像得到的是功能磁共振图像，它除了具备 X 线 CT 的解剖类型特点之外，还可借助磁共振原理精确地测出原理核弛豫时间，能将人体组织中有关化学结构的信息反映出来。

CT 和 MRI 成像技术具有各自的优势，两类图像对人体组织的显示能力存在较大的差异。CT 图像以组织密度为成像依据，图像具有较强的空间分辨率、高对比度和低噪声，对组织密度和原子成分比较敏感，对人体的骨骼等硬组织具有较好的显示能力，可为病灶的定位提供良好的参照，但对人体软组织的显示能力较弱，常用于结构成像，在组织密度定性分析上具有很大的价值；MRI 成像参数多样化，图像可清晰地反映软组织、血管等的解剖结构，有利于对病灶范围的确定，但是对人体硬组织的显示能力较弱[51]。图 3-1 所示为两幅 CT 和 MRI 医学图像。

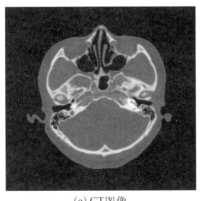 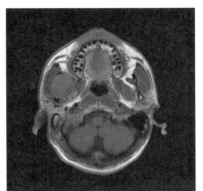

(a) CT图像　　　　　　　　　　　(b) MRI图像

图 3-1　CT 和 MRI 图像功能反映情况

3.1.2 医学图像配准的基本过程

图像配准的主要目的是寻找两幅图像间存在的对应关系,它通过将一幅图像进行某种空间位置变换,使其与另一幅图像的像素在空间位置上对齐,利用两幅图像各自的特点,在一幅图像上表达多个方面的信息[52]。配准的结果应至少使得图像上所有具有诊断意义的像素点达到匹配。

对不同条件或时间下获得的两幅医学图像 I 和 J 进行配准,就是要定义一个相似度度量,并寻找一个空间变换关系,使得经过该变换后,两幅图形的相似性达到最大,即

$$S(T) = S(I(x)), J(T_a(I(x))) \qquad (3-1)$$

其中,S 是相似性度量,T 是空间变换,a 是变换参数。配准过程就是寻找使得 S 最大对应的空间变换参数 a,即

$$T^* = \arg\{\max(S(T_a))\}^{[53]}$$

图像配准的基本过程如下:

(1) 图像的分割与特征提取;

(2) 图像的相似性度量确定和图像变换;

(3) 搜索空间和搜索策略的确定;

(4) 最优变换参数的寻找。

其中,相似性度量是用来衡量图像间相似性的一种标准,在配准过程中所选取的相似性度量的有效性和可靠性,直接决定了医学图像配准的精度;搜索空间是图像间变换类型的数学描述,搜索策略用于确定下一步变换的具体方向,以查找得到最有效的变换参数,图像配准的基本流程如图 3-2 所示。

3.1.3 图像配准变换的类型

对于图像配准技术最根本的问题是找出适当的图像映射类型以正确

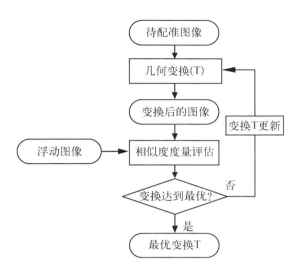

图 3 - 2　图像配准的基本流程

地匹配两幅图像。当图像特征的一致性建立之后,匹配函数也随之建立。图像变换的类型主要有刚体变换、仿射变换、投影变换和非线性变换[54]。

（1）刚体变换

若待配准图像中两点间的距离经变换到参考图像后仍保持不变,则这种变换称为刚体变换。刚体变换可分解为平移、旋转和反转。变换公式为

$$\begin{bmatrix} x_2 \\ y_2 \end{bmatrix} = \begin{bmatrix} \cos\alpha & -\sin\alpha \\ \sin\alpha & \cos\alpha \end{bmatrix} \begin{bmatrix} x_1 \\ y_1 \end{bmatrix} + \begin{bmatrix} t_x \\ t_y \end{bmatrix} \tag{3-2}$$

式中, t_x 和 t_y 为平移量; α 为旋转角度。

（2）仿射变换

经过变换后待配准图像上的直线映射到参考图像后仍为直线,并且保持平衡关系,这样的变换为仿射变换。仿射变换可以分解为线性变换和平移变换。变换的公式为

$$\begin{bmatrix} x_2 \\ y_2 \end{bmatrix} = s * \begin{bmatrix} \cos\alpha & -\sin\alpha \\ \sin\alpha & \cos\alpha \end{bmatrix} \begin{bmatrix} x_1 \\ y_1 \end{bmatrix} + \begin{bmatrix} t_x \\ t_y \end{bmatrix} \tag{3-3}$$

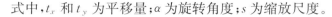

式中，t_x 和 t_y 为平移量；α 为旋转角度；s 为缩放尺度。

（3）投影变换

经过变换后待配准的图像上的直线映射到参考图像上仍为直线，但平行关系基本不保持，这样的变换称为投影变换。投影变换可用高维空间上的线性变换来表示。变换公式为

$$x_2 = \frac{a_{11}x_1 + a_{12}y_1 + a}{a_{31}x_1 + a_{32}y_1 + a}, \quad y_2 = \frac{a_{21} + a_{22}y_1 + a_{23}x_3}{a_{31}x_1 + a_{32}y_1 + a_{33}} \qquad (3-4)$$

（4）非线性变换

非线性变换可把直线变换为曲线，弹性形变是一种典型的非线性变换。在二维空间中，可表示为 $(x', y') = f(x, y)$。f 表示把待配准的图像映射到参考图像上的任意一种函数形式。

3.1.4　现有配准算法的分类

目前的医学图像配准方法可分为基于外部特征的图像配准和基于图像特征的两大类[55]。其中基于外部特征的图像配准，能够获得较好的精度，但是其植入式的特点给患者带来很大的痛苦且具有不可回溯性。目前，图像配准集中于对基于图像内部的配准研究方面。

1.　基于外部特征的图像配准

基于外部特征的图像配准通常在研究对象上设置一些标志点，使得这些标志点在不同的影像模式下都能显示出来，然后运用自动、半自动或交互式的方法将图像配准，这种方法只适用于刚体的研究且只能用于同一患者不同影像模式的配准上。

立体定向框架系统包括立体定向参考框架、立体定向图像获取、手术器械导向等几个部分。优点是定位准确，不易产生图像畸变，可以用来评估其他配准方法的精度。但是，立体框架给患者带来极大的不适，也限制了医生的操作。随着科技的进步，目前出现了各种对患者友好的改良头

架，即用定位栓和特制的面具固定在患者的身体上。

2. 基于内部的图像配准方法

（1）基于图像特征的配准算法

作为图像配准中应用比较广泛的方法，该类方法的依据是参考图像和待配准图像间存在的相似性特征，这些特征一般包括角点、直线、轮廓和交叉点等。对于配准依据，可以根据不同类型的图像和差别进行选择，所采用的特征提取方法也不尽相同，从而该类方法具有较大的灵活性和较好的适应性。

基于特征的方法进行图像匹配的一般过程分为以下三个步骤：

1）图像特征点集合的分析与获取。

2）将图像特征作为度量标准，找出两幅图像间的对应关系。

3）建立相应的空间域变换关系，一般利用建立一个多项式函数来进行拟合。根据得到的图像特征的不同途径，基于图像特征的配准方法可以分为基于点、矩和边缘等方法。在基于控制点的配准方法中，控制点可由数据库文件提供，也可由算法提取，通过控制点的匹配，估计出变换系数并进行重采样；基于矩阵的配准方法中，目标间匹配的依据是全部或局部图像的不变矩特性；基于边缘的方法的测度是图像的边缘，通过边缘的长度、方向等信息来进行边缘间的匹配。

（2）基于灰度的配准算法

基于灰度的算法是直接利用图像中所包含的全部信息结合像素点的灰度值来进行运算。其核心理论是以灰度相似性为基础并结合相似度函数，评价依据是两幅图像邻域范围区间具有相似性的特征。最后解出一组参数，使得两幅图像之间的相似度函数可以取得最大值。这类方法不需要进行分割和特征提取，可以避免由于预处理所造成的精度损失。目前，这类方法已应用于临床诊断和放射治疗计划中。常用的基于灰度的方法有互相关法、灰度变化最小化法、灰度空间分布矩法、灰度空间熵法和互信息法。

1) 互相关法

互相关法的实质是一种匹配度量,它通过给出待配准图像与模板之间的近似作为相似性度量准则。该方法目前已普遍应用于模式识别、匹配等领域中。

相关系数法在处理含有噪声的图像时效果会比较好。当两幅图形之间只存在平移情况时,二维归一化互相关函数的表达式为

$$C(u, v) = \frac{\sum\limits_{x}\sum\limits_{y} I(x, y)J(x-u, y-v)}{\sqrt{\sum\limits_{x}\sum\limits_{y} J^2(x-u, y-v)}} \tag{3-5}$$

其中,$I(x, y)$ 为参考图像,$J(x, y)$ 为待配准图像。故相关方法要求参考图像与待配准的图像之间满足线性关系。假设:μ_I 和 μ_J 分别表示参考图像和待配准图像的均值,则相关系数为

$$C(u, v) = \frac{\sum\limits_{x}\sum\limits_{y} (I(x, y)-\mu_I)(J(x-u, y-v)-\mu_J)}{\sqrt{\sum\limits_{x}\sum\limits_{y} (I(x, y)-\mu_I)^2 \sum\limits_{x}\sum\limits_{y} (J(x, y)-\mu_J)^2}} \tag{3-6}$$

相关系数法在处理含有噪声的图像时能取得较好的效果。但是,其在处理存在旋转和高阶形变的图像时会非常耗时。同时,当两幅图像灰度值存在较大的差异时,相关系数极值的取得会变得很困难,导致误差比较大。

2) 序贯相似检测算法

该方法通过直接计算两幅图像灰度值之差来定义两幅图像之间的匹配程度。相应的相似度度量定义为

$$SSDA(u, v) = \sum\limits_{x}\sum\limits_{y} |I(x, y)-J(x-u, y-v)| \tag{3-7}$$

归一化后的表达式为

$$SSDA(u,\ v) = \sum_x \sum_y \mid I((x,\ y) - \mu_I)$$

$$- (J(x - u,\ y - v) - \mu_J) \mid \tag{3-8}$$

其中,μ_I 和 μ_J 分别表示参考图像和待配准图像的灰度均值。序贯相似性度量方法的优点是计算量小、运算速度快,但它要求两幅图像之间具有相似的灰度。

3) 最大化互信息法

最大化互信息法是基于区域的新的图像配准方法。根据两幅图像之间统计相关性越大,其相似性越大的原理,可采用互信息作为两幅图像之间的相似度测度[56]。基于互信息的图像配准方法,充分利用了图像的灰度信息,通过计算图像间的统计相关性来得到相应的相似度度量,它无须假设模板和图像之间的已知的函数关系,因而已在医学图像处理领域得到广泛应用。

最大化互信息法试图寻找图像之间最复杂的重叠邻域,使得二者可以很好地相互解释。两幅来自不同成像设备的图像,当它们的空间位置完全一致时,其中一幅图像表达的关于另一幅图像的信息,也就是对应灰度的互信息最大[57]。作为图像配准领域的相似度度量,它具有较好的变换鲁棒性,且能提供可用于优化的代价函数。由于相比于其他距离度量其有更高的精度,目前互信息作为相似度度量已被广泛应用于医学多模态图像配准中。

尽管配准的方法很多,但由于适用范围不同,并没有任何一种方法能在不同类型的图像中都能获得较好的效果。对于不同类型的图像,选择不同的度量方法是进行配准的前提。最大化互信息法具有无须预处理、准确性高、稳健性好等特点。基于互信息量的配准算法作为目前公认的最好的配准方法,在医学图像领域取得了极大的成功,是当前医学图像配准方法的发展趋势。

3.1.5　基于 B 样条的图像配准方法

图像的刚体变换方法只能对图像进行全局配准和简单的线性变换。在很多情况下,需要对图像进行弹性配准,以获得图像精确的局部配准。B样条具有近似性好、复杂度低、运算简单等特点。由 B 样条构成的变形函数可以模拟任意函数且模型有很好的近似性,可以应用快速算法,从粗糙层次的变形模型递推到更精细的层次而不会丢失任何信息,特别适合应用于图像弹性配准。

基于 B 样条的图像配准方法采用弹性形变的方式作用于分割后的 B 样条曲线,并用迭代的方式逐渐完成配准[58]。设 i_0 为最初层次,n 为 B 样条的次数,节点间距为 2^n,$C_{i_0,w}$ 表示原层次为 i_0 的变形函数的系数在层次 w 时的系数,则相对粗糙的层次 $w+1$ 的系数 $C_{i_0,w+1}$ 与其前一次层次的系数 $C_{i_0,w}$ 有如下关系:

$$C_w(k) = u_n^2 * C(k), \ C_{w+1}(k) = \frac{1}{2}\left\lfloor u_n^2 * C(2k) \right\rfloor \qquad (3-9)$$

$$u_n^2(x) = \frac{x^{k_0}(1+X^{/n+1})}{2n}, \ k_0 = (n+1)/2 \qquad (3-10)$$

其中,u_n^2 表示以步长为 2 将滤波器移动 $n+1$ 次。在变形模型中,随着 B 样条节点间距的变化,变形模型可以实现的变形精度也随之变化。B 样条变形模型的这种伸缩特性使它在构造变形函数时有很大的灵活性。

在基于 B 样条的模型中,图像被看成是一片有弹性的薄膜,在内力和外力的作用下达到平衡。其中,外力由参考图像和变形图像的差异确定,内力由薄膜的强度和平滑程度确定。用 B 样条表示的变形函数为

$$\begin{cases} g_x(x, y) = \displaystyle\sum_{i \in lc} \sum_{j \in lc} C_{i,j} \beta_n^w(x/2 - i\beta_n) y^w/(-2j) \\ g_y(x, y) = \displaystyle\sum_{q \in lc} \sum_{q \in lc} C_{p,q} \beta_n^w(x/2 - p\beta_n) y^w/(-2q) \end{cases} \qquad (3-11)$$

其中，w 表示层次，i、j、p、q 分别表示节点在 x 和 y 方向上的位移，$g_x(x, y)$ 和 $g_y(x, y)$ 分别表示图像的坐标经过变换后的坐标值。随着 B 样条二维网格的变化，变形图像的形状也会发生相应的变化。目前，该类算法大多使用基于互信息的配准度量。

3.2　基于互信息的图像配准基本方法

3.2.1　互信息定义

互信息是信息论与信息熵紧密相关的概念，它通常用于描述两个系统间的相关性。为了将互信息作为相似性度量，除了利用图像直方图外，还必须引进图像对的二维直方图，即图像的联合直方图。对于两幅图像 I 和 J，边际熵定义为

$$H(I) = -\sum_a p_I(a)\log p_I(a)，\ H(J) = -\sum_b p_J(b)\log p_J(b) \quad （3-12）$$

联合熵 $H(I, J)$ 可用下式来计算：

$$H(I, J) = -\sum_{x, y} p_{I, J}(x, y)\log p_{I, J}(x, y) \quad （3-13）$$

式中，p_I 和 p_J 分别为图像 I 与 J 的灰度值的概率分布；$p_{I, J}$ 为两幅图像的联合概率分布。对于图像 X，$p_X(a)$ 表示图像 X 中第 a 灰度级的像素个数与总的像素个数之比，而 $p_{I, J}(a, b)$ 则表示两图像的像素对数与总的像素对数之比。当图像 I 与 J 存在一一对应关系时，联合熵达到最小值。两幅图像的互信息（MI）定义为

$$MI = H(I) + H(J) - H(I, J) \quad （3-14）$$

从统计学的观点来看，如果两幅图像 I 和 J 相互独立，则 $p_{I, J}(a, b) =$

$p_I(a)p_J(b)$ 且 $H(I, J) = 0$；如果 I 和 J 完全依赖，则 $P_{I,J}(a, b) = p_I(a) = p_J(b)$，$H(I) = H(J) = H(I, J)$ 且 MI 取得最大值[59]。

由于基于互信息的准则是从图像的统计信息出发，不需要对配准的图像间的灰度关系进行限制，且不需要进行图像的预处理等。当两幅图像的空间位置达到一致的时候，由于图像之间存在的相关性最大，灰度联合概率密度分布 $p_{I,J}(a, b)$ 最集中，图像之间的联合熵最小，互信息将最大。因此，基于互信息测度下的图像配准可以表示为

$$T = \arg \max_T(I, T(J)) \tag{3-15}$$

Studholme 等人认为，互信息对重叠区域的变换很敏感，在配准过程中会导致错误的结果，对其进行了改进，提出了以下归一化的互信息（NMI）[60]：

$$NMI = (H(I) - H(J))/H \tag{3-16}$$

3.2.2　最大化互信息方法的特点

最大化互信息试图寻找图像间最复杂的重叠邻域，使得二者可较好地相互解释。互信息作为一种相似性测度已成为一个研究热点，其具有人工干预少、精度高以及不依赖于成像设备，目前已在医学图像处理领域得到广泛应用。Viola 等分别提出了用互信息最大化方法解决多模态医学图像配准问题[61]。Rangarajan 提出了基于互信息的点的配准算法[62]。Likar 将互信息应用于弹性形变模型来配准肌纤维图像[63]。Skouson 等人对互信息量的上限进行了计算推导[64]。Tsao 讨论了各种插值方法对基于互信息的多模图像配准的影响[65]。但是，有很多的文献也指出其存在的不足，归纳起来，主要有以下几点：

（1）大多数基于互信息的图像配准仅利用了图像的一维信息，它仅仅考虑了单个像素点之间的对应关系，并没有考虑图像之间的空间信息，如

边缘或均匀邻域等在图像配准中可能的信息,图像的二维信息的利用还不充分。而在实际的配准过程中,图像的二维信息(如边缘和轮廓等)也往往起着关键的作用。当图像空间分辨率比较低或者存在噪声干扰时,互信息测度存在局部极值点,这给优化搜索带来了困难。

(2)配准算法对噪声,采样点的个数比较敏感、稳定性不够,在互信息配准函数中存在有较多的波形振荡,有可能会导致最优化的失败,引起误配[66]。

(3)目前,大多数使用的配准度量使用的是单向非对称的代价函数。基于单向的图像配准对变换映射的顺序比较敏感,不同的配准顺序得到的结果往往存在较大的差异[67],这在很大程度了影响了配准的精度。

针对原有互信息度量未考虑图像二维信息的不足,许多互信息的改进算法不断被提出,其中 NMI 可以消除图像间覆盖程度较敏感的问题;Josien 提出了将互信息与图像的梯度相结合的方法(GMI),将图像的空间信息引入到配准中,取得了较好的效果[68]。Daniel 等提出一种区域互信息方法(RMI),将图像及其八邻域作为一个多维向量,以此来计算相应的计算熵,具有较高的稳定性[69]。

3.3　改进的互信息配准方法

3.3.1　梯度互信息(GMI)

由于图像中梯度点变化较大的点通常对应于医学图像中的组织结构的变化,Josien 等将梯度信息引入原有的互信息度量中,提出了一种结合梯度互信息度量方法 GMI。GMI 由原有的互信息乘以一个梯度因子而得到,这个梯度因子不仅依赖于梯度的幅度,还与梯度的方向紧密相关。

假设两幅图像经过标准差为 σ 的高斯变换后,相应像素点的梯度向量

分别为 $X = \{x_1, x_2\}$ 和 $X' = \{x_1', x_2'\}$，X' 由 X 经过某种几何变换而得到。设 $\nabla X(\sigma)$ 和 $\nabla X'(\sigma)$ 分别为两幅图像中点 X 和点 X' 在标准差为 σ 下对应的梯度向量，这两个梯度向量间的夹角为

$$\sigma_{X, X'}(\sigma) = \arccos \frac{\nabla X(\sigma) \cdot \nabla X'(\sigma)}{|\nabla X(\sigma)| |\nabla X'(\sigma)|} \tag{3-17}$$

由于不同的成像技术，同一组织在不同模态的图像中会显示出不同的灰度值，导致图像的梯度指示不同的方向。但是，由于不同模态的图像基本上可以显示相同的解剖结构，从而对应的梯度大体上能指示相同或相反的方向。假设权系数为 $w(\alpha) = \dfrac{1 + \cos(2\alpha)}{2}$，定义梯度因子 $G(I, J)$ 为

$$\begin{aligned} G(I, J) = \sum_{(X, X') \in (I, J)} & w(\alpha_{X, X'}(\sigma)) \cdot \\ & \min(|\nabla X(\sigma)|, |\nabla X'(\sigma)|) \end{aligned} \tag{3-18}$$

由此，基于梯度的互信息度量为

$$GMI = G(I, J) \cdot MI。$$

GMI 由于考虑了梯度信息，在匹配中要求匹配点不仅幅值均较大而且方向也应基本相同。相比于 MI，GMI 可有效提高配准精度，避免陷入错误的局部极值点，对分辨率低的图像和由于图像插值引起的局部极小点具有较好的鲁棒性。

3.3.2　区域互信息(RMI)

归一化互信息度量虽然在一定程度上平滑配准函数，而其比互信息 MI 的配准率高。但是，它的一个明显的缺陷在于，它没有考虑图像像素点的空间信息，仅仅考虑像素点的值。在含噪图像或低分辨率图像配准过程

中，容易使互信息的计算陷入局部极值，较好的解决方法是引入图像各自的空间信息和共同的空间信息。为了得到更好的度量函数，本书使用了文献[69]中提出的基于合并空间的区域互信息度量(RMI)。

对于二阶邻域系统而言，区域互信息考虑了像素的邻域信息，将每个像素点及其附近的 8 个邻域一起构成 9 维的向量，并计算相应的信息熵。其具体的计算过程如下：

(1) 对于两幅图像 I 和 J，假设其大小为 $m \times n$，对每个像素点对 $\vec{V}(x, y) = [I(x, y), J(x, y)]$，创建一个含 18 列的矩阵 $\boldsymbol{P} = [\boldsymbol{PI} \quad \boldsymbol{PJ}]$ 表示每个像素点及其附近的 8 个像素点，其大小为 $N \times 18$，$N = (m-1) \times (n-1)$，$\boldsymbol{PI}$ 表示图像 I 当前像素点及其 8 邻域的灰度值信息，$\boldsymbol{PJ}$ 表示图像 J 当前像素点及其 8 邻域的灰度值信息；

(2) 将 P 中的每个元素减去 P 中元素的均值，得到新的向量：$\boldsymbol{P}_0 = \boldsymbol{P} - \dfrac{1}{N} \sum\limits_{i=1}^{N} \boldsymbol{P}_i$；

(3) 计算与当前位置相对应的协方差矩阵：$C = \dfrac{1}{N} \boldsymbol{P}_0 \boldsymbol{P}_0^{\mathrm{T}}$；

(4) 计算联合熵：$H_g(C) = \log((2\pi e)^9 \det(C)^{\frac{1}{2}})$；

(5) 计算对应的边际熵：用协方差矩阵左上角 9×9 矩阵计算出图像 I 对应的边际熵 $H_g(C_I)$，右下角 9×9 矩阵计算出图像 J 对应的边际熵 $H_g(C_J)$；

(6) 计算邻域互信息：$RMI = H_g(C_I) + H_g(C_J) - H_g(C)$。

在 RMI 的计算过程中利用了离散分布的信息熵不随平移和旋转而变化的特点，它在每维都相互独立的空间中对高维向量进行平移和旋转，普通互信息在计算时将图像看作是 1 维的点集分布，每个点表示一个像素值；而 RMI 是引入空间信息的互信息，它在计算时，是将图像看作多维的点集分布，每个点不仅表示像素值，还表示它的邻域。由于 RMI 包含了图像像素点的邻域空间信息,相比于 NMI,其相应的度量函数更加平滑和鲁棒,可有效规避不正确的全局极值以及由于差值而产生的局部极值。

3.4　基于区域互信息和局部频域信息的双向配准方法

　　鉴于目前常用图像配准度量使用单向非对称的代价函数和稳定性差的不足,本书提出一种新的图像配准度量——基于区域互信息和局部频率信息结合的双向医学图像配准度量。首先利用图像的灰度,计算得到区域互信息;同时,利用 Gabor 滤波提取出图像的特征,计算相应的局部频率信息。利用得到的信息,计算出用于配准的相似度度量。图像配准过程中,双向变换同时考虑了待配准的两幅图像,它们同时共享变换模型,并同时进行变换,通过相互间的交互实现配准。双向变换可以保证正向和逆向的变换是一致变换,得到的度量不依赖于映射的顺序且可有效避免局部极值的出现,有助于提高配准的准确性。

　　Gabor 滤波是图像表示中的一种较好的模式,最大优点是能够最好地兼顾图像在时域和频域上的分辨率。Gabor 滤波是一种非常典型的二次滤波器,它用复正弦函数对二维高斯函数在给定的频率和方向进行了修正,其滤波函数在频率空间定位方面是最理想的[70]。标准 Gabor 滤波函数为
$$h(x, y) = g(x', y')\exp(2\pi i(Ux + Vy)),$$
这里,$i = \sqrt{-1}$,$g(x', y') = R(x, y)^{\mathrm{T}}$,$R$ 是一个旋转矩阵。其中,

$$g(x, y) = \frac{1}{2\pi s_x s_y}\exp\left(-\frac{1}{2}\left(\left(\frac{x}{s_x}\right)^2 + \left(\frac{y}{s_y}\right)^2\right)\right) \qquad (3-19)$$

是一个高斯分布函数,s_x 和 s_y 分别是水平和垂直方向的方差,U 和 V 是这

两个方向上的中心频率。本书使用如下改进形式的 $Gabor$ 滤波器：

$$G(x,y)=\frac{1}{2\pi s_x s_y}\exp\left(-\frac{1}{2}\left(\left(\frac{x'}{s_x}\right)^2+\left(\frac{y'}{s_y}\right)^2\right)\right)\cos(tx') \quad (3-20)$$

这里，$x'=x\cos\alpha+y\sin\alpha$，$y'=y\cos\alpha-x\sin\alpha$，$\alpha$ 为旋转角，在 $x\text{-}y$ 平面旋转可使滤波器达到所期望的角度，$t\in(0,1)$ 为权系数。

基于互信息的图像配准在图像重叠区域较大的情况下，能取得较好的效果。但是，当图像间重叠区域较小时，往往会出现误配。Gabor 滤波具有良好的方向特性，可在不同频域尺度上、不同方向上提取相关的特征。在图像配准过程中，即使两幅图像存在较大的差异，Gabor 也能较好地获取图像间的共同特征。本书使用基于 Gabor 滤波来获得局部频率信息得到相应的度量，并将其引入图像配准中。

Gabor 函数实际上是复数形式的函数，Gabor 函数的实部对图像进行滤波，得到的是图像平滑的效果，而其虚部则是一个有效的边缘检测算子。Gabor 滤波在图像特征提取方面具有以下两个优势：

（1）良好的空间域与频率域局部化性质；

（2）二维 Gabor 函数具有与人类视觉表皮简单细胞二维感受模型相似的性质。

由于其具有较好的可调性，可对图像进行多尺度、多方向 Gabor 滤波，提取出具有方向和尺度信息的相关特征，特别适合于图像的滤波、分割与识别等方面。

本书通过以下步骤计算局部频率信息[71]：

（1）产生一组 Gabor 滤波器 $G_k(x,y)$，$k=1,2,\cdots N$。假设 $p_+^k(x,y)=I*real(G_k)$，$P_-^k(x,y)=I*imag(G_k)$，$p_+^k(x,y)$ 和 $p_-^k(x,y)$ 分别是图像 I 与 G_k 的实部和虚部卷积运算后的结果。

（2）计算相应的幅值：$M_k(x,y)=\sqrt{(p_+^k(x,y))^2+(p_-^k(x,y))^2}$；

（3）对图像中的每个像素点 $f(i, j)$ 从这一组中找出幅值最大的滤波器，满足

$$M_m(x, y) = \max(M_k(x, y)), \ k \in \{1, 2, \cdots, N\} \quad (3-21)$$

（4）运用下式计算出相应滤波器的局部相位梯度：

$$\nabla \phi_m(x, y) = \frac{p_+^m(x, y) \nabla p_-^m(x, y) - p_-^m(x, y) \nabla p_+^m(x, y)}{(p_+^m(x, y))^2 + (p_-^m(x, y))^2}$$

$$= \left(\frac{\partial \phi_m}{\partial x}, \frac{\partial \phi_m}{\partial y} \right) \quad (3-22)$$

（5）向量局部频率估计：

$$\vec{F}(x, y) = \nabla \phi_m(x, y) = \left(\frac{\partial \phi_m}{\partial x}, \frac{\partial \phi_m}{\partial y} \right) \quad (3-23)$$

（6）计算相应的局部频率幅值：

$$\| \vec{F}(x, y) \| = \sqrt{\left(\frac{\partial \phi_m}{\partial x} \right)^2 + \left(\frac{\partial \phi_m}{\partial y} \right)^2}。$$

本书所用的旋转角为 $\alpha_k = \pi k / N$，$N = 4$，$k \in \{1, 2, \cdots, N\}$。图 3-3 所示是根据上述方法计算得到的两幅医学相应的局部频率幅值图。

从图上可以看出，原始图像与其相应的局部频率幅值图，虽然在边缘强度与对比度方面有较大的不同，但其中对应的结构是相同的，它可以较好地定位图像中相应的特征点。

本书在相似度度量中，增加了一个基于频率的因子。该因子不仅与局部频率幅值相关，而且依赖于局部频率方向。在得到图像的局部频率估计量 $\vec{F}_I = \left(\frac{\partial \phi_a}{\partial x}, \frac{\partial \phi_a}{\partial y} \right)$ 和 $\vec{F}_J = \left(\frac{\partial \phi_b}{\partial x}, \frac{\partial \phi_b}{\partial y} \right)$ 后，两个局部频率向量的夹角为

$$\beta_{\vec{F}_I, \vec{F}_J}(x, y) = \arccos \frac{\frac{\partial \phi_a}{\partial x} \cdot \frac{\partial \phi_b}{\partial x} + \frac{\partial \phi_a}{\partial y} \cdot \frac{\partial \phi_b}{\partial y}}{\| \vec{F}_I \| \cdot \| \vec{F}_J \|} \quad (3-24)$$

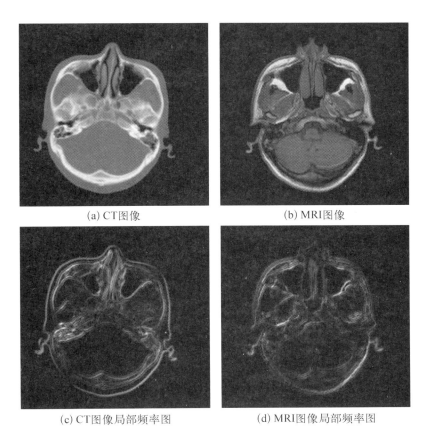

(a) CT图像　　　　　　　　　　(b) MRI图像

(c) CT图像局部频率图　　　　　(d) MRI图像局部频率图

图 3 - 3　医学图像及其局部频率图

当 $\vec{F}_I$ 和 $\vec{F}_J$ 方向基本一致时，$\beta_{\vec{F}_1,\vec{F}_2}$ 相对较小。我们取下面的权值函数 w：

$$w(\beta) = \mid \cos\beta_{\vec{F}_I,\vec{F}_J} \mid 。$$

由于在多模图像配准中，在某种图像技术上获得的图像局部频率幅值较大的不一定在其他技术上获得的图像上出现或者不明显。由于我们仅仅关注的是两幅图像中同时出现的频率幅值，从而我们将权值函数乘上图像频率幅值的较小值作为局部频率因子：

$$L(I,J) = \sum_{(x,y)\in I,J} w(\beta) \cdot \min(\parallel \vec{F}_I \parallel , \parallel \vec{F}_J \parallel) \qquad (3-25)$$

从而得到正向的配准度量：$E_{IJ} = RMI(I, J) \cdot L(I, J)$。根据 $T_{JI} = T_{IJ}^{-1}$，我们也可以达到逆向的配准度量，$E_{JI} = RMI(J, I) \cdot L(J, I)$。

在得到上述信息后，我们以如下的双向度量作为图像配准的相似性度量：

$$E = E_{IJ} + E_{JI} - R_{inv}, \; R_{inv}$$
$$= \sum_{(x, y)} \| R_I(x, y) \|^2 + \sum_{(x, y)} \| R_J(x, y) \|^2 \quad (3-26)$$

$$R_I(x, y)) = T_{IJ}(T_{JI}(I(x, y)) - I(x, y), R_J(x, y))$$
$$= T_{JI}(T_{IJ}(J(x, y)) - J(x, y)) \quad (3-27)$$

为相应的残量。$T_{JI} = T_{IJ}^{-1}$，二者互逆。

上述相似性度量同时考虑了前向和后向两个方向上的相似性，并考虑了图像在配准过程中的相互作用。

3.5 仿 真 实 验

为验证本书算法的有效性，采用 Powell 优化算法[72]，初始参数设置为零。用 Matlab 7.0 在 PC 机上进行仿真实验。

3.5.1 同一幅图像变换后的配准测试

为验证上述相似性度量的性能，我们对原始图像进行仿射变换，并将其作为检验的标准。将变换后的图像作为输入图像，将其与原始图像进行配准实验，根据本书中的相似性度量寻找最优化的变换参数，比较其与真实值之间的差异。表 3-1 为对 MRI 和 CT 图像进行实验得到的结果，实验图像如图 3-4 和图 3-5 所示。

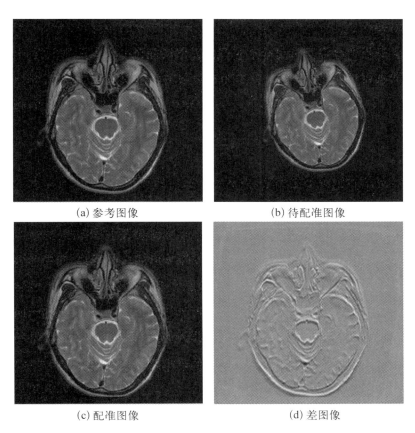

(a) 参考图像   (b) 待配准图像

(c) 配准图像   (d) 差图像

图 3 - 4   MRI 图像实验用例

表 3 - 1   同一幅图像变换前后的数据比较

实验序号	实验图像	测量值	尺　度	旋转角度 (°)	沿(x, y)方向 平移的像素
1	MRI 图像	真实值	0.80	20	(2, 2)
		测量值	0.795 5	20.002	(2.05, 2.04)
		误　差	0.004 5	0.002	(0.05, 0.04)
2	CT 图像	真实值	0.50	−30	(5, 4)
		测量值	0.501 2	−29.997 9	(5.03, 3.98)
		误　差	0.000 2	0.002 1	(0.03, 0.02)

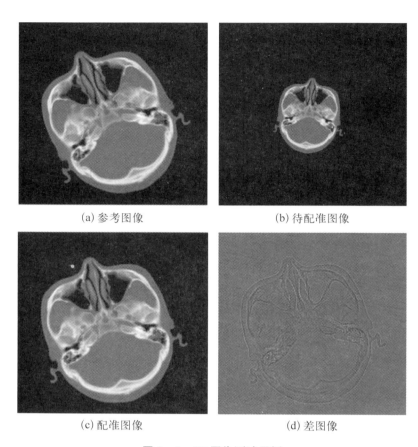

(a) 参考图像　　　　　　　　　　　(b) 待配准图像

(c) 配准图像　　　　　　　　　　　(d) 差图像

图 3 - 5　CT 图像测试用例

3.5.2　刚性变换下不同度量的比较

通过两组实验,将本书提出的方法与两种改进的互信息算法进行比较。

3.5.2.1　实验一:验证本书方法对噪声的敏感性

图 3 - 6(a)和(b)为配准的两幅图像,分别对其加入方差为 0.005 和
0.002 的高斯噪声并进行下采样,计算旋转后的含噪声的图像间的相似度度量
值。接着,对配准后的图像进行旋转,计算旋转后的图像与参考图像的相似性。

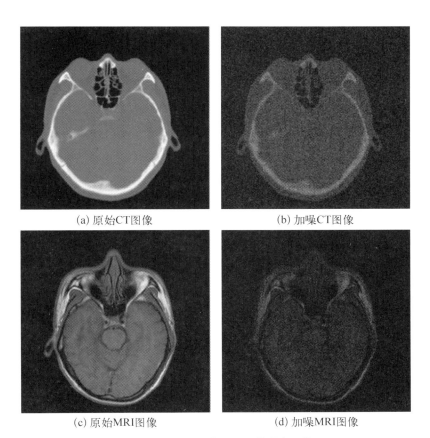

(a) 原始CT图像　　　　　　　　　　(b) 加噪CT图像

(c) 原始MRI图像　　　　　　　　　(d) 加噪MRI图像

图 3－6　原始医学图形及其噪声图像

图 3－7 所示是不同度量的变化曲线,其中,横坐标表示旋转角,纵坐标表示度量值。

图 3－7(a) 所示是标准互信息量的变化曲线,横坐标为旋转角度($\pm 20°$),纵坐标为互信息量的变化,由于图像噪声较大,削弱了图像间的相关性,得到的曲线波动较大。图 3－7(b) 所示为 GMI 的变换曲线,由于图像梯度本身对噪声十分敏感,当图像中存在一定的噪声时,梯度信息反而恶化了互信息的光滑性,使得目标函数波动较大并出现多个局部极值。图 3－7(c) 所示是利用本书中的度量函数得到的曲线,由于它考虑了图像邻域空间和特征之间的关系,并运用双向变换进行配准,有效抑制了噪声

和下采样带来的影响,增强了配准的准确性和有效性,得到的曲线比较平滑,并保持了良好的凸性。

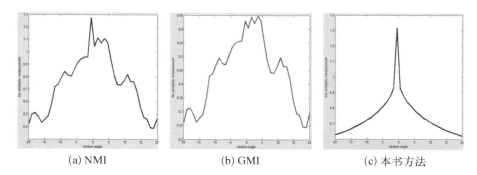

(a) NMI   (b) GMI   (c) 本书方法

图 3 - 7 相似性度量随旋转角度变化曲线

3.5.2.2 实验二:验证同一次 CT 扫描得到的图像的配准情况

本实验图像为同一次 CT 扫描得到的两幅图像,图像的大小为 512×512,如图 3-8 所示。以 CT1 为参考图像,CT2 为浮动图像,用随机产生的平移和旋转,均满足[−30,30]上的随机分布,对两幅图像进行变换,认为计算出的变换与真实值相差±1 像素或±1°,即认为配准成功,共测试 100

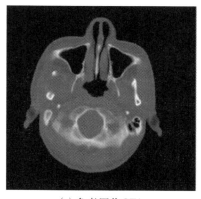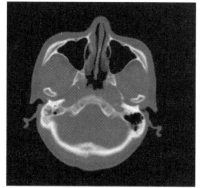

(a) 参考图像CT1   (b) 待配准图像CT2

图 3 - 8 同一次扫描得到的两幅 CT 图像

次，配准成功的次数与实验总次数的比值为成功率，实验结果如表 3-2 所示。

表 3-2　不同度量误差及成功率的比较

相似度度量标准	平　均　误　差			成功率
	水平位移误差	垂直位移误差	旋转角度误差	
NMI	0.268	0.258	0.256	90％
GMI	0.353	0.347	0.315	89％
本书方法	0.152	0.156	0.142	95％

上述两幅图像是在同一次 CT 扫描过程中得到的，二者的边缘基本一致，三种方法的成功率都比较高。本书方法 100 次中出现了 5 次失败，主要是旋转和平移量过大造成的。相比于其他两种度量，本书方法的平均误差相对较小。

3.5.3　弹性变换下的比较

本实验参考 Kybic 提出的基于 B 样条的弹性配准算法[73]，以 B 样条为变形函数，以本书方法为相似性度量，寻找最优变换 T。图 3-9(a)所示为一幅脑部图像，图 3-9(b)所示为变形后的图像，图 3-9(c)所示为未配准前两幅图像直接相减得到的图像。图 3-9(d)所示为本书方法配准图像。图 3-9(e)所示为使用 Kybic 算法得到的配准后相减得到的图像，图 3-9(f)所示为使用本书算法得到的相减图像。图 3-9(g)和(h)所示分别为 Kybic 算法和本书方法对应的变形网格。

从图 3-9(e)可以看出，Kybic 算法没有很好地实现脑部软组织的配准，而本书方法基本实现了准确配准。从图 3-9(g)和(h)中变形网格的比较可以看出，本书方法对应的变形网格更为平滑。由上述比较可以看出，Kybic 算法没有很好地实现脑部软组织的配准，而本书方法基本实现了准确配准。

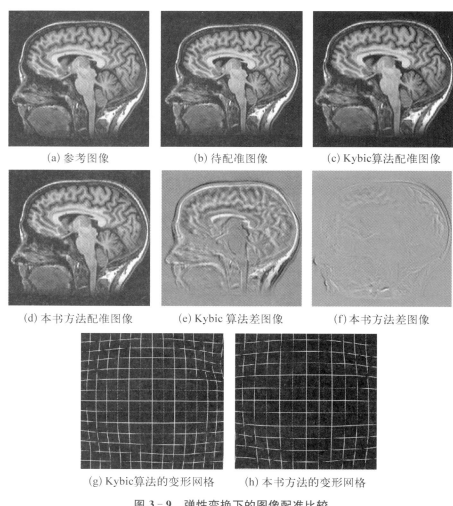

(a) 参考图像　　　　　(b) 待配准图像　　　　(c) Kybic算法配准图像

(d) 本书方法配准图像　　(e) Kybic 算法差图像　　(f) 本书方法差图像

(g) Kybic算法的变形网格　　(h) 本书方法的变形网格

图 3‑9　弹性变换下的图像配准比较

3.6　小　　结

　　本章首先介绍了医学图像配准的常用方法，重点介绍了基于互信息的配准方法。针对基于互信息的相似性度量中存在的未利用图像中的领域等在配准过程中有用的信息、对噪声敏感、易受到插值影响等问题,提出了一种局部频率和区域信息相结合的双向医学图像配准方法。以原参考图像为参考,计算出正向变换下图像的区域互信息和 Gabor 滤波后得到的局部频率信息;同时,以输入图像为参考图像,计算出逆变换下的逆向互信息和局部频率信息。将正向与逆向变换下的互信息和局部频率信息各自相乘后求和,减去两幅图像对应的配准残量,得到双向图像配准度量,用于对输入图像进行配准。在图像配准过程中,待配准的两幅图像共享变换模型,同时进行正向和逆向变换,通过相互间的交互实现配准。实验结果表明,在图像有噪声、空间分辨率低等情况下,本书方法具有较高的鲁棒性,可有效提高配准的准确性。

第 4 章

多分辨率分析配准最优化算法

　　基于互信息的配准过程是搜索使两幅图像间的互信息最大的空间变换的过程,实质上是一个多参数的优化过程。互信息对于输入的水平位移、垂直位移、旋转角度等参数没有一个具体的表达式,因此进行最优化搜索时,无法利用梯度下降法等最优化方法来搜索极值。互信息的统计量较大,不可能用穷举法来搜索配准参数,需要设计合适的最优化搜索算法来搜索对应互信息最值的配准参数。基于互信息的刚性配准方法中,插值等操作引起图像的联合直方图分布的杂散,造成目标函数出现波浪形局部极值。此时,优化算法的选取对配准结构有较大的影响,尤其是对初始变换的鲁棒性有很大影响。如果不采用有效的优化算法来避开局部极值的干扰或消除目标函数的这些局部极值,有可能得到错误的配准结果。因此,如何选择合适的优化策略将直接关系到配准结果的精度和速度,有必要对配准的优化搜索问题进行深入探讨。

　　为解决上述问题,本章将对第 3 章提出的区域互信息和局部频率信息配准中的优化问题进行研究。针对基本遗传算法的不足,提出相应的改进方法,同时采用 Logistic 混沌映射生成迭代过程中的个体。采用基于小波变换的多分辨率分析策略,在最低分辨率下采用局部搜索能力极强的 Powell 方法与改进的遗传算法结合的混合优化算法对目标函数进行寻优,

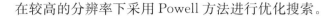

在较高的分辨率下采用 Powell 方法进行优化搜索。

4.1 优化问题的提出与解决

医学图像的过程本质上是一个多参数优化问题。首先根据具体的配准过程确定一个衡量配准程度的准则,然后根据配准准则定义一个适当的目标函数,通过对目标函数的最优化搜索,得到配准参数。因此,最优化过程在配准过程中有非常重要的意义。

4.1.1 优化问题的定义

最优化过程可分为两类: 第一类是参数可直接计算的最优化;第二类是参数需要通过优化搜索的最优化[74]。前一类参数的计算需要有明确的解析表达式,对于特定的配准准则计算的方法和过程都是确定的。这种方法通常只利用了图像中很少的信息。第二类的参数无法显性地表示,只能通过对目标函数在其定义域上进行优化搜索得到。此时,目标函数的性质就非常重要。理想情况下,目标函数应是一个连续光滑的凸函数[75]。如果目标函数的性质不好,存在大量的局部极值,经典的优化算法就会终止在局部极值,为了得到较好的效果,不得不以牺牲实时性为代价使用由粗到细的多分辨率优化搜索策略,以减少搜索空间,提高搜索效率。

优化方法本质上是一种搜索过程或规则,它是基于某种思想和机制,通过一定的途径来得到满足要求的问题的解。根据优化搜索范围的不同,优化方法可以分为局部优化算法和全局优化算法[76]。

4.1.2 局部优化算法

局部优化的目的是在初始点的邻域中到达极值点,大多数的局部优化方法要求目标函数是凸集并且目标函数可求导,如牛顿法、共轭梯度法和梯度下降法等。这种方法通常能有效地找到局部极值点,适合于导数易求的目标函数的优化。

在基于互信息的图像配准中,常用的局部优化算法有 Powell 法、单纯形法、爬山法等,这类方法不需要计算导数、运算速度快、精度高。局部优化算法虽具有较快的搜索速度,但容易受到局部极值的影响,其优化效果的关键在于初始点的选择。下面简要介绍医学图像配准中常用的几种多参数局部最优化配准搜索算法。

1. Powell 算法

当参数的导数不易计算时,Powell 多方向集算法是一种常用的算法。应用多方向集的概念,可以把求多元函数的极值问题简化为一维极值问题。而所用的方向集都要求在计算过程中能给出方向集更新的规则,并使新的方向满足:

(1) 在其中某几个相当好的方向上,可使搜索路径前进很长的一段距离;

(2) 包含某些"互不干扰"的方向,即沿某个方向的一维搜索与沿另一个方向进行的下一轮搜索不互相干扰,这样的方向称为共轭方向。这样可以避免方向集无休止进行下去。

Powell 方法首先提出一个方向集的概念,该方法可以构造出两两共轭的方法。它把优化过程分为若干个阶段,每一轮迭代由 $n+1$ 一维搜索组成。在算法的每次迭代过程中,先依次沿着已知的 n 个方向搜索,得到一个最好位置。然后沿本次迭代的初始点与该最好点连线的方法进行搜索,求得这一阶段的最好点,再用最后的搜索方法取代前 n 个方向之一,开始下一个阶段的迭代。具体的构造过程如下:

(1) 首先将方向集 C 初始化为坐标轴的单位向量:$c_i = e$,$i = 1, \cdots, N$;

（2）然后重复步骤（3）—（6），直至函数值不再减小；

（3）记录初始位置 P_0；

（4）对 $i = 1，\cdots，N$，将 P_{i-1} 移至目标函数沿 c_i 方向的极小值位置，并记此点为 P_i；

（5）对 $i = 1，\cdots，N$，将 c_{i+1} 赋给 c_i，并置 $c_N = P_N - P_0$；

（6）将 P_N 移至目标函数在 c_N 方向上的极小值点，并记录此点为 P_0。

Powell 优化算法是一种有效的直接搜索算法，本质上是共轭方向法。是实际图像配准中运用较多的方法，该算法由于无须计算梯度，因而可以加快搜索最大值的速度，在每一维内可利用黄金分割搜索或布伦特方法等一维搜索算法迭代搜索和估计配准参数。但是，该算法容易受到局部极值的干扰。很多应用中都是采用改变配准精度的方法来改善，但还是会陷入局部极值。

2. 多维下降单纯形法

一个单纯形是一个几何形体，在 N 维情况下是由 $N+1$ 个顶点、所有相互连接的线段以及多边形面等组成的几何图形。下降的单纯形从 $N+1$ 个点开始迭代，这些点定义了一个初始单纯形，求出各顶点的函数值，并确定其中的最大值、次最大值和最小值，通过反射、收缩、延伸排除函数值最大的点，找到函数值最小的点，并形成新的单纯形，逐步逼近到极小值点[77]。

算法迭代过程中绝大多数的步骤是：将函数值达到最小的单纯形的点（最高点）通过单纯形的背向面移动到一个较低点，这个步骤称为反射，之后对单纯形在某个方向上进行扩展以加大步长，当到达"谷底"时，单纯形将自行做横向收缩，且自行拉向最低点（最佳点）的附近。

单纯形算法的特点是计算量小，优化速度快，而且不要求优化函数可导。但是，它对初始解的依赖性强，容易陷入局部极小点，而且优化效果随优化函数维数的增加而明显下降。

3. 爬山法

爬山法是人工智能领域的一种启发式搜索算法，它不是盲目地对整个状态空间进行搜索,而是沿着定义好的一系列规则前进,从状态空间中选择最有希望到达问题解的途径。

爬山法在搜索过程中扩展当前节点并评价它的子结点,最优的子结点被选择并进一步扩展,当搜索达到一种状态,该状态比它的所有子结点都要好时,则结束搜索。在爬山过程中,爬山者可有四种选择,即向东、向西、向南、向北,在每走一步之前,先分别计算向四个方向走一步到达的新位置与原位置高度之差,即启发信息;然后根据这一信息决定向哪个方向前进。爬山者一般选择高度差最大的方向作为下一步前进的方向。每走一步,都要有经计算得到的启发信息的引导。当到达某点时,若四个方向的高度差计算都导致高度下降,则认为就是山顶,结束搜索。由于爬山法不是盲目搜索,每走一步都是向梯度最陡即高度差最大的方向前进[78],基本上保证了每一步都是最优的,因而可以找到一条很快到达山顶的路径。

虽然爬山法与非启发式搜索算法相比可以很快地到达山顶,可是也存在一定的局限性。首先,爬山法容易陷入局部极值。当只有一个山顶时,爬山法可以搜索到问题的最优值,顺利到达最高点;但当存在多个顶峰且爬山法的起点并不位于最高的峰所在的区域时,爬山法就不能很快地达到最高点,甚至到不了最高点,此时问题即使有最优解,爬山法也无法搜索到,因为它采用不可逆的搜索方式,搜索到局部极值后无法跳出。其次,如果它产生一个错误的启发信息则可能导致搜索无法沿着最优路径前进,从而增加了搜索的深度,甚至是无穷尽的搜索。

4.1.3　全局优化算法

全局优化策略的目的是要找到整个解空间的最优解,而不只是初始点邻域内的最优解,全局优化算法主要有模拟退火算法、遗传算法和粒子群算法等。相比于局部优化算法,全局优化算法的整体搜索能力强,但是算法更复杂,更消耗时间。

1. 模拟退火算法

模拟退火算法又称为模拟冷却法,它是一种模拟固体退火冷却的通用启发式优化算法。作为一种全局优化算法,它较好地解决了复杂度为 NP 的旅行推销员问题,在优化问题有很多局部机制而全局极值很难求出时该算法极为有效[79]。模拟退火算法具有描述简单、使用灵活、运用广泛、运行效率高和较少受到初始条件限制等优点,特别适合于并行计算。

模拟退火算法用 Metroplis 算法产生组合优化算法解的序列,并用与 Metroplis 准则对应的转移概率来确定是否接收当前解。它可分解为解空间、目标函数和初始解三个部分[80-81]。

1）初始化：初始温度 t_0（充分大）、初始解状态 S 和每个 t_0 值的迭代次数 L；

2）对 $k=1,\cdots,L$ 重复步骤 3)—5)；

3）计算新解 S',并计算评价函数 $C(S)$ 增量：$\Delta f = C(S') - C(S)$；

4）若 $\Delta C < 0$,则接受新解 S' 作为当前解,否则以概率 $\exp(-\Delta f/t_0)$ 接受新解 S' 作为当前解；

5）如果满足连续若干个新解都没有被接受时,则输出当前解并作为最优解,算法终止；

6）t_0 逐渐减少且 $t_0 \to 0$,然后转 2)。

模拟退火算法的重要特征是它可以以一定的概率接受恶化解,这个特点使得它可从局部极值的陷阱中跳出来,从而收敛到全局最优解。但模拟退火算法的参数难以控制,主要问题有以下三点：

（1）温度 t_0 的初始值设置问题

温度 t_0 的初始值设置是影响模拟退火算法全局搜索性能的重要因素之一,初始温度高,则搜索到全局最优解的可能性大,但是会导致计算时间长;反之,则节约时间但全局搜索性能会受到影响。实际应用中,初始温度一般需要依据实验结果进行若干次调整。

（2）退火速度问题

模拟退火算法的全局搜索性能与退化的速度密切相关，一般来说，同一温度下的"充分"搜索是相关必要的，但这需要计算时间。在实际应用中，需要根据具体问题的性质和特征设置合理的退火平衡条件。

（3）温度管理问题

温度管理也是模拟退火算法难以解决的问题之一。在实际应用中，由于必须考虑计算复杂度的切实可行性等问题，常采用如下的降温方式：$t(n+1)=k\times t(n)$，其中，k 为正的略小于 1.0 的常数，n 为降温次数。

模拟退火方法需要大量的迭代次数，极大地影响了其实用性。此外，它是以纯随机的方法寻优，尽管提出了较多的改进措施，计算工作量仍然很大。

2. 粒子群算法（PSO）

粒子群算法是一种群智能方法的演化计算技术，主要用来求全局最优解。作为一种重要的优化工具，目前已成功应用于系统辨识、神经网络等领域。它最初是从模拟鸟类的飞行发展起来的，其基本思想是：每个优化问题的潜在解都是搜索空间中的一个粒子，所有的粒子都有一个被优化的函数决定的适应值。每个粒子还有一个速度向量决定它们飞行的方向和距离，然后粒子就追随当前的最优粒子在解空间中搜索[82]。PSO 初始化为一群随机粒子，然后通过迭代找到最优解。在每一次迭代中，粒子通过跟踪两个极值来更新自己，第一个是粒子本身到当前时刻为止找到的最优解，这个解称为个体最优解，另一个极值就是整个种群到当前时刻找到的最优解，这个值是全局最优值。

假设在一个 N 维的目标搜索空间中，有 m 个粒子组成一个全体，其中第 i 个粒子表示为一个 N 维的向量 $\boldsymbol{X}_i=\{x_1, x_2, \cdots, x_N\}$，$i=1$，$2, \cdots, m$，即第 i 个粒子在 N 维的搜索空间中的位置就是一个潜在的解。将 $\boldsymbol{X}_i$ 代入一个目标函数就可计算出其适应值，根据适应值的大小衡量 $\boldsymbol{X}_i$ 的优劣。第 i 个粒子的飞行速度也是一个 N 维的向量，记为 $\boldsymbol{V}=\{v_{i1}$，

v_{i2}，…，v_{iN}}。记第 i 个粒子迄今为止搜索到的最优位置为 $P_{id} = \{p_{i1}$，p_{i2}，…，$p_{iN}\}$，整个粒子群迄今为止搜索到的最优位置为 $P_{gd} = \{p_{g1}$，p_{g2}，…，$p_{gN}\}$。最初的 PSO 算法采用如下公式对粒子进行操作[83]：

$$v_{id}^{t+1} = v_{id1}^t + c_1 r_1 (p_{id} - x_{id2}^t) + c_2 r_2 (p_{gd}) \qquad (4-1)$$

$$x_{id}^{t+1} = x_{id}^t + v \qquad (4-2)$$

其中，$i = 1, 2, \cdots, m, d = 1, 2, \cdots, N$，$c_1$ 和 c_2 为加速常数，通常在 0～2 之间取值，r_1 和 r_2 为服从[0，1]上均匀分布的随机数，$v_{id} \in [-v_{\max}$，$v_{\max}]$，$v_{\max}$ 是常数，由用户设定。算法一般将最大迭代次数或粒子群迄今为止搜索到的最优位置满足预先设定的最小阈值作为迭代的终止条件。

Shi 和 Eberhart 等人对原始的 PSO 算法进行了改进，提出了如下表达式[84]：

$$v_{id}^{t+1} = \omega \cdot v_{id}^t + c_1 r_1 (p_{id} - x_{id}^t) + c_2 r_2 (p_{gd}) \qquad (4-3)$$

其中，ω 是为动量常数，取值为非负，它用于控制着前一速度对当前速度的影响。当 ω 取值较大时，全局搜索能力比较强；当 ω 取值较小时，局部搜索的能力比较强。通过调整动量常数 ω 的大小，可以调整粒子的速度以跳出局部极小值。

与其他全局优化算法相比，粒子群算法同样存在着较早收敛现象，尤其是在比较复杂的多峰搜索问题中。目前，解决这一问题的办法是增加粒子群的规模，但是，这样会大大增加算法的计算量。

4.2 混沌与 Logistic 映射

在使用优化算法进行寻优过程中，需要通过随机生成函数生成搜索过程中的随机个体,个体生成的快慢以及是否具有良好的随机性将直接决定优化搜索的精度和速度。在传统的优化搜索方法中,往往使用 randomize( )或 rand( )随机数函数生成新个体。本书在程序设计过程中,曾尝试使用 randomize( )来生成随机数,但是在程序运行的中后期,在试验中后期发现计算机在较短时间间隔内生成的基本上是相同的随机数,导致生成的伪随机数序列处于不可接受的状态,影响了优化搜索的准确性。另外,使用 rand( )函数虽然可以避免生成相同随机数的情况,但是其生成的随机数序列不具有可重现性,难以进行各种优化算法的比较。Logistic 映射函数具有混沌特性,用该函数生成的随机个体具有可再现性和可控性,且个体的生成速度比 rand( )函数快。为加快搜索的速度和将各种优化算法进行比较,本书使用 Logistic 混沌映射生成随机个体。

4.2.1 混沌定义

混沌又称为浑沌,是指在确定性系统中出现的某种紊乱的、不清楚的或不规则的现象,在这个意义上,它与无序的概念有相同之处。它是一种非常普遍的非线性现象,在自然界中随处可见,它貌似无规则、类随机,无序之中显示有序,也正是混沌的这一诱人现象吸引了全世界科学家的关注[85]。混沌理论在确定性和概率论这两大科学体系之间架起了一座桥梁,打破了不同学科之间的界限,是涉及系统总体本质的一门新兴科学。

混沌是一个非常普遍的但长期以来人们认识又不够的现象,它不仅是一个科学的问题,同时又涉及许多哲学问题。作为非线性科学的核心部分,混沌理论的应用价值很大。但是迄今为止,对混沌的概念还没有公认的严格定义。

一般地,如果一个接近实际的确定性的物理模型仍然具有貌似随机的行为,就可以称这个真实物理系统是混沌的。一个随时间而变化的系统,称为动力学系统,它的状态可由一个或几个数值变量确定。在一些动力学系统中,两个几乎完全一致的初始状态经过充分长时间后会变得毫无相似之处,我们称这种系统具有对初始条件的敏感依赖性,而对初始条件的敏感依赖性也可以作为混沌的一个定义。

4. 2. 2　混沌的定性特征

混沌是非线性系统特有的一种运动方式,它产生于确定性系统。对于混沌运动,从局部上看,一般是不稳定的,但是从总体上看是有界的。混沌的时间历程、频谱和相关分析都和随机运动非常相似。但是,混沌是确定性系统产生的,也就是说混沌是确定的系统,是一个真实的物理系统。其次,混沌的表现是貌似随机,却不是真正的随机,系统的每一时刻的状态都受到前一时刻影响,是确定出现的,而不是像随机系统那样随意出现,混沌系统的状态可以完全重现,这和随机系统完全不同。混沌是可以通过适当的方法来达到可控的,而且也是可观测和可实现的[86]。概括地说,混沌具有以下主要的定性特征:

(1)内随机性:混沌常被称为自发混沌、确定性的随机性等,是指混沌现象产生的根源在系统本身,内随机性的一个含义是局部不稳定性。一般地,产生混沌的系统具有内在不稳定性和整体稳定性。混沌态与有序态的不同之处在于,它同时具有整体稳定性和局部不稳定性。所谓局部不稳定性,是指系统运动的某些方面的行为强烈地依赖于初始条件。

(2)分形性:混沌的分形是指 N 维空间中的一个点集具有无限精细的结构,在任何尺度下都有自相似部分和整体相似的性质。混沌态具有分维性质,但其非整数维不是用来描述系统的几何外形,而是用来描述系统运动轨道在相空间的行为特征。混沌运动在相空间中的某个区域内无限次的穿越,构成了一个有无穷层次的自相似结构——奇异吸引子。

（3）普适性和 Feigenbaum 常数：混沌是一种无周期的"高级"有序运动。在研究混沌的过程中，可以发现某种标度的不变性，代替了通常的空间和时间周期性；所谓普适性，是指在趋向混沌时所表现出来的共同特征，它不依具体的系数以及系统的运动方程而变。

（4）非周期性：混沌是非线性动力系统中的非周期有界动态行为，对某些参数值，在几乎所有初始条件下都将产生非周期性动力学过程。

（5）遍历性：混沌运动的遍历性是指混沌信号能在一定的范围内，按自身规律不重复地遍历所有状态。

（6）对初始条件的敏感性：当系统处于混沌状态时，如果初始值发生微小的变化，将导致其运动产生巨大的差异，即使是任意接近的两个初值，经过有限时间后，其轨道会发生指数分离，即具有长期不可预测性，这使得混沌和真正的随机运动不同。这种不确定的因素会随着时间的流逝起着越来越大的作用，这样系统的运动预测便成为不可能。利用混沌的宽带类噪声特性和初值敏感性，可以产生大量的具有良好的伪随机性的混沌扩频序列。

4.2.3 Logistic 映射的性质

Logistic 映射是一类简单的用迭代方程表达的却被广泛研究的混沌动力系统，它具有非线性动力系统的特性，通过不断地倍周期分叉产生混沌现象，是混沌研究中的热点和焦点之一。随着理论研究的不断深入，其在实际生活中的应用也在不断扩展。Logistic 映射的方程为[87]

$$f(\lambda, X_k) = X_{k+1} = \lambda(1 - X_k)X_k \quad (k = 0, 1, 2, \cdots) \quad (4-4)$$

其中，$X_k \in (0, 1)$，$\lambda \in [0, 4]$。

系统运动变化的周期是一种有序状态，它在一定的条件下，系统经倍周期分叉,就会丧失周期行为而进入混沌状态,Logistic 映射就是通过倍周期分叉进入混沌的。所谓倍周期分叉就是周期加倍增加,最后进入混沌的过程,它是通向混沌的主要道路之一。随着 λ 值的增大,Logistic 映射依次呈现出不动点→分叉(周期 2,周期 4,……)→阵发混沌→混沌带,在 λ 值 $\in [3.571\,448\cdots, 4]$ 期间还包含着奇数周期和不动点轨道。当 $\lambda > 3.571\,488\cdots$ 时,当 Logistic 映射工作于混沌态时,具有非常复杂的结构[88],反映出的是:

(1)遍历性:点 x_0 的轨道不趋向于任何稳定的周期轨道,它的轨道在 $(0, 1)$ 内的任何一个子区间都会出现无数次。

(2)敏感性:轨道表现出强烈的对初始条件的敏感性。

(3)存在周期小窗口:随着 λ 的变化,除了混沌区外尚有不稳定的不动点窗口。此时,在 Logistic 映射的作用下由初始值 x_0 所产生的序列 $\{X_k, k = 0, 1, 2, \cdots\}$,是非周期性、不收敛的,并对初始值非常敏感。

当 $\lambda_m \approx 3.57 \leqslant \lambda \leqslant 4$ 时,Logistic 映射进入混沌区域,且当 $\lambda = 4$ 时的轨迹混沌性表现最充分,相应的轨迹和函数的参数区间特性分别如图 4-1 和表 4-1 所示。

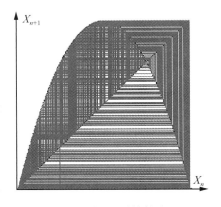

图 4-1　$\lambda = 4$ 时的轨迹

表 4-1　Logistic 映射参数区间特性

λ　　值	轨　　　道
$(0, 1)$	不动点 0
$(1, 3)$	不动点为 $1 - 1/\lambda$,超稳定点 $\lambda = 2$
$(3, 3.571\,448)$	倍周期分叉,分叉点序列$(3, 3.449\,89, \cdots, 3.571\,448)$,超稳定点序列$(3.236\,679, \cdots)$

续　表

λ　　值	轨　　　道
(3.571 448，3.828 42)	阵发混沌
(3.828 42，3.85)	周期 3 分叉
(3.85，3.9)	Explosive 分叉
(3.9，4.0)	混沌

Logistic 映射整个倍周期分叉而进入混沌的过程如图 4－2 所示。

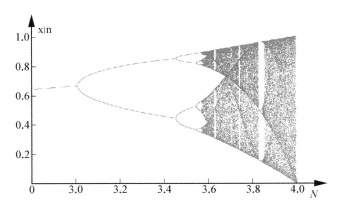

图 4－2　**Logistic 映射的变化图**

4.2.4　Logistic 随机数生成算法

由于在 $\lambda = 4$ 时轨道的混沌性表现最充分,本书采用当 $\lambda = 4$ 时的 Logistic 映射来产生混沌随机序列,过程如下所述:选择一个初始的混沌序列的种子,当第一次调用前,置其中的标志 flag＝0,在使用 Logistic 方程迭代 10 次之后作为混沌序列的输出,同时将 flag 置为 1。以后在调用该函数迭代 5 次后作为混沌序列的输出。本书选择不在 20 个周期内的平凡和拟平凡不动点序列内中的数 seed＝0.40 作为混沌序列发生器的种子。混沌随机序列的产生函数为

```
double   Chaos(double seed)
{   int i;
    double t;
    Static int flag, double t1;
    if (flag = = 0)
        { t = seed;
            for (i = 0; i < 10; i + +)
                t = 4 * t * (1 - t);
            flag = 1; t1 = t;
        }
    else
    { t = t1;
        for(i = 0; i < 5; i + +)
            t = 4 * t * (1 - t);
        t1 = t;
    }
    return t;
}
```

鉴于用 rand( )等函数生成的随机数的不可再现性,本书将采用上述混沌随机数生成函数生成优化搜索过程中的个体,由此产生的随机个体具有可再现性和可控性。

4.3　改进的遗传算法

遗传算法模拟自然界生物进化过程中的"适者生存"的规律。优化问题求解是找出全局最优的解,生物进化的适者生存规律是使得最具有生存能力的染色体以最大的可能生存[89],正是这个特点,使得遗传算法能够在优化问题中应用。

遗传算法的优越性在于:适合多参数的优化问题的数值求解;应用遗传算法不需要高超的技巧和对问题深入的求解;与其他的启发算法具有很好的兼容性,可以用其他算法求初始解。它利用简单的编码技术和繁殖机制来表现复杂的现象,目前已在最优化和并行处理等领域得到越来越广泛的应用。

4.3.1　基本遗传算法的流程

遗传算法是基于对生物自然选择和自然遗传机制的模拟来解决实际问题,是一种具有高度的并行、随机和自适应性的搜索方法。它主要用来处理最优化问题和机器学习,特别适用于处理高度复杂的高维搜索问题。一般认为,遗传算法有五个基本组成部分[90]:问题的解的遗传表示;创建解的初始种群的方法;根据个体适应度对其进行优劣判定的评价函数;用来改变复制过程中产生的子个体遗传组成的遗传算子;遗传算法的参数值。

遗传算法中每个个体均表示问题的一个潜在解,每个个体都被评价优劣并得到其适应度。某些个体要经历遗传操作的随机变换,由此产生新的个体。主要有两种变换方法:交叉的方法是将两个个体的有关部分组合起来形成新的个体;变异的方法是将一个个体进行改变而得到新的个体。新产生的个体继续被评价优劣,从父代种群和子代种群选择比较优秀的个体就形成了新的种群。若干代后,算法将收敛到一个最优个体,该个体很可能代表问题的最优或次优解。

遗传算法的基本过程包括种群的初始化、评价、选择、交换和变异等操作,其基本流程如图 4-3 所示。遗传算法循环过程的终止条件有两种:一种

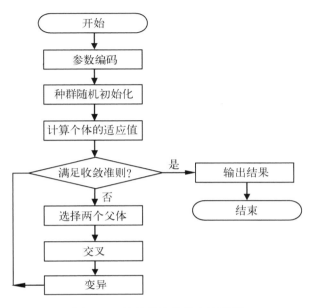

图 4 - 3　遗传算法的基本流程图

是最优解已是问题的满意解；另一种是迭代过程已达到控制遗传的代数。

遗传算法的基本过程如下：

（1）个体编码

遗传算法的运算对象是表示个体的符号串，将参数表示成遗传空间的基因型串的结构，每一串结构数据为一个个体。

（2）种群的初始化

遗传算法首先随机产生一个给定大小的初始种群。种群中的每个染色体的长度表示每个问题参数的位数之和。每个参数的表示方法由具体问题确定。对于某些问题，也可以不采用随机产生的方法，根据一定的限制条件来产生初始种群。种群的大小由参数的多少和染色体的长度选定。

（3）适应度的计算

评价过程主要包括两个内容，首先对染色体进行解码，把二进制表示的参数转换为十进制的参数值，然后将每个参数值代入评价函数，计算每个串的适应度。在遗传算法的过程中，只有这一步与具体的问题有关。评价函数的确定非常关键，其性能好坏将直接影响问题的成败和解决问题的复杂性高低。另外，在遗传算法的计算过程中这一步也是最费时的。

（4）选择

该过程是根据种群中每个个体的适应度按照某种规则或模型进行选择，适应度越高者被选中的概率越高，而适应度越低值被淘汰的概率也越高。在优化问题中，当前种群的每个个体均表示问题的一个候选解，而每个个体接近问题真实解的程度不同，接近程度越高者被选为下一代种群父体的概率越高。

（5）父体交叉

该过程从已被选择为父体的种群中随机选择两个个体，按照一定的规则和概率进行串的位交换，它是产生新个体的主要操作过程。交叉是在继承父体有用信息的基础上产生更好的个体，也有可能产生更差的个体。交叉方式主要有四种：单点交换、两点交换、均匀两点交换、环形交换。一般而言，对于参数较少、基因串较短的情况，选择单点交换就足够了，对于参数较多的场合可以选用两点或多点交换。

（6）变异

变异操作是对个体的某一个或某些基因位置上的基因随机地进行改变，主要目的是改变搜索方向和扩大搜索空间。

4.3.2　基本遗传算法的性能分析

传统的优化方法主要有启发式算法、枚举法和搜索算法三种。遗传算法与传统优化方法的主要区别在于[91]以下几点：

（1）自组织、自适应和智能性：应用遗传算法求解问题时，在编码方案、适应度函数及遗传算子确定后，算法将利用进化过程中获得的信息自行组织搜索遗传算法的这种特性，使它同时具有能根据环境变化自动发现环境的特性和规律的能力。自然选择消除了算法设计中的一个最大障碍。因此,它尤其适合于处理传统方法不宜解决的复杂和非线性问题。

(2) 遗传算法的本质并行性:它从一个种群而不是从解空间中的某个点开始搜索,这是它能以较大的概率找到整体最优解的主要原因之一。它的并行性主要表现在两个方面:一是算法是内在并行的,算法本身非常适合于大规模并行;二是算法的内含并行性,由于算法采用群的方式组织搜索,可同时搜索解空间内的多个区域,并相互交流信息,可有效避免陷入局部极值。

(3) 遗传算法不需要求导或其他辅助信息,只需要影响搜索方向的目标函数和相应的适应度函数,它直接利用了适应性信息,而传统优化算法一般需要使用导数等其他辅助信息。

(4) 遗传算法使用概率转移而不是确定性转移原则,搜索效率高、对问题的依赖性小、搜索具有鲁棒性,可用于参数空间大、多变量或非线性优化的问题。

(5) 遗传算法运用二进制编码串进行操作,而不是待优化的参数本身。

(6) 遗传算法对给定的问题可产生许多潜在解,最终选择可由使用者确定。

但是,标准遗传算法用于优化问题也存在一定的缺陷[92]:

(1) 收敛速度慢。在执行遗传算法的过程中,初始种群的产生,个体的复制、交叉、变异都是随机完成的,这种随机的进化过程虽然可以在整体上保证进化不断向前,但要淘汰大量低适应度的解是一个缓慢的过程,计算效率低。标准遗传算法采用二进制编码,二进制编码和解码将导致计算量的增加,减缓搜索速度。二进制编码的另一个缺陷在于一些实际问题的优化参数很难进行编码,即使进行了编码也很难选取合适的遗传操作,也可能在进行某个操作后产生不符合约束条件的个体。

(2) 过早收敛现象。由于群是有限的,传统的复制-交叉-变异机制和按适应性比例选择,使得高于群平均的模式在下一代中获得较多的取样,这样不断进行,一旦某些模式在群中占有优势,传统遗传算法就会强化优势,从而使搜索范围迅速变窄,表现为群收敛向一些相同的串。由于遗传漂移,迅速收敛的群最后得到的解未必是全局最优解,这就产生了过早收敛。

4.3.3 遗传算法的改进

遗传算法的并行性可以避免搜索陷入局部极值,但是易过早收敛,为此对标准遗传算法进行改进。改进遗传算法增设了基池和记忆池,改进后的迭代过程如图 4-4 所示。

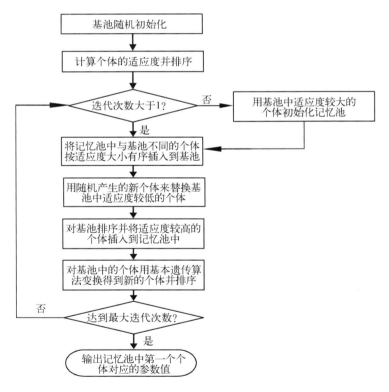

图 4-4 改进遗传算法的迭代过程

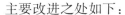

主要改进之处如下：

（1）编码方式

常用的编码方式是固定长度的二进制编码。在算法开始执行前,需要把十进制编码转换为二进制编码,在算法执行结束后,又需要把结果从二进制解码为十进制,降低了搜索效率[93]。在下颌骨系统图像的配准算法中,有三个待寻优参数：一幅图像相对于另一幅图像沿 X 方向的平移、沿 Y 方向的平移和旋转角,对这三个参数采用实数编码方式,以减少编解码所消耗的时间。在图像配准过程中,每个个体表示一个变换中待确定的参数,变换参数采用实数编码,个体的长度等于待确定参数的个数。

（2）适应度的表示

这里用第 3 章提出的基于局部频率信息和区域信息结合的双向配准度量作为变换优劣的评价标准,以该相似性测度作为适应度函数来指导参数搜索方向。

（3）对迭代过程的改进

为解决遗传算法的过早收敛问题,本书通过增设基池和记忆池对算法的迭代过程进行了改进。基池中个体除用基本遗传算法进行更新外,还不断地用新产生的个体替换适应度较低的个体。将每次迭代过程中基池中适应度高的个体更新记忆池,使记忆池中保存的是适应度排在前面的个体及相应的参数,这样在算法结束时,记忆池中排在最前面的个体对应的参数即为搜索过程中得到的最优参数。

4.4　多分辨率分析配准混合优化算法

目前,在图像配准中经常采用的优化算法多为普通的局部优化算法,但局部优化算法容易陷入局部极值而无法跳出,导致图像的误配。减少误配的方法有两种：一种是利用先验知识，将变换参数的初始值设置在全局最优解的附近；第二种是利用全局优化算法。但是全局优化算法搜索时间太长，搜索速度慢，不能满足临床应用。因此，在选择优化搜索策略时需要考虑的两个因素是如何避免局部极值和加快搜索收敛速度。本书采用多分辨率分解的原理，利用小波变换的性质逐步缩小搜索范围来提高配准的精度。

4. 4. 1 多分辨率分析优化的基本思路

多分辨率方法是一种由"粗"到"细"的方法，它用不同带宽的低通滤波器对原始影像低通滤波，得到一组不同分辨率的影像，然后从最低分辨率开始，对影像进行配准，将其结果作为预测值，对下一级较高分辨率的影像进行匹配，最后达到原始信号的精度。从第二级开始，每一级在匹配时都可以利用上一级视差结果做预先校正。从金字塔的顶部往下，分辨率逐步提高。通过低分辨率极值点映射到高分辨率层上，再在附近用优化算法寻找此层的极值[94]。

在基于互信息的配准中，应用这种由粗到细的策略有以下好处：第一是加速了优化进程，第二是使得给定的相似性测度成为单调函数的范围增大。由粗到精的表示，配准在最粗分辨率图像开始搜索一个较好的输入参数变换，然后通过搜索使用较细致的图像来进一步细化，直至达到最高分辨率。

小波影像金字塔完全保存了影像的高频和低频信息，有效避免由于分块而造成的极值点的偏移[95]。在金字塔的最高层面上整体配准时，可有效地减少运算量，同时，细节对总体信息提取时的干扰也会大大降低。在分辨率逐步降低的过程中，噪声能量也减少，能够有效避免陷入局部极值情况的出现。对一幅 MRI 图像进行三层小波分解，图 4 - 5 所示显示了各个分辨率下的近似结果。

从图 4 - 5 中可以看出，经小波分解后的图像能够保持原始图像的大部分信息。

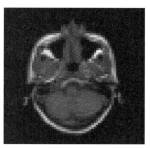
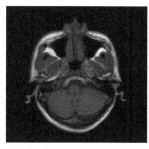
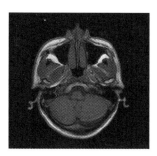

（a）第三层近似图像　　　（b）第二层近似图像　　　（c）第一层近似图像

图 4 - 5　图像小波分解的近似量

4.4.2　Powell 与模拟退火混合优化算法

将 Powell 方法和模拟退火方法结合，Powell 方法的优势在于迭代次数较少、速度快，但容易陷入局部极值，特别是在多分辨率配准的低分辨率采样状态时很容易陷入局部极值，这会导致在进入高采样搜索时也陷入局部极值的陷阱，而将模拟退火法纳入到 Powell 方法中，可以很好地防止Powell 方法搜索陷入局部极值[96]。算法描述如下：

（1）在某个分辨率下的初始点出发，执行 Powell 方法，搜索到一个极值。

（2）用 Powell 方法进入高分辨率搜索之前，以（1）得到的配准参数为初始点，用模拟退火法在高分辨率下进行随机搜索 n 次，若能搜索到比（1）中的参数计算的目标函数小，则该点为更优点，则下个分辨率的 Powell 方法搜索在该点的基础上进行。

（3）到最高分辨率时，模拟退火算法不能搜索到更优点时，则该点就是全局最优点。

用以上的搜索方法可以很好地避免局部极值，因为在低分辨率下的Powell 方法搜索得到的极值如果是局部极值，进入高分辨率下搜索，容易陷入局部状态，而假如模拟退火方法随着温度的降低，陷入局部极值的可能性会越来越小。类似地，我们也可以将 Powell 方法与 PSO 算法、遗传算法等全局优化算法结合进行优化搜索,充分发挥局部优化算法局部搜索速度快与全局优化算法整体搜索性能佳的优点。

4.4.3　本书所用的混合优化算法

这里用第 3 章提出的基于局部频率信息和区域信息结合的双向配准度量作为变换优劣的评价标准。用互信息作为图像相似度的判别方法有其特殊性:互信息平面上有很多局部极值点;互信息的算法导致了图像之间没有可利用的梯度信息,这些特点决定了我们只能利用不需要梯度信息的优化算法,且优化过程中大量工作将集中在避开局部极值点,以得到全局极值。

针对互信息容易陷入局部极值和运算量大的缺点,同时考虑到最低分辨率下获得的参数对后续搜索过程的重要指导作用,本书在此层采用 Powell 算法与改进的遗传算法结合而得到混合优化算法,算法的主要步骤如下:

(1) 设置基池的大小、记忆池的大小、个体的活动范围、交叉概率、变异概率和算法的最大迭代次数 N,定义初始变量 $i=0$,并用 Logistic 映射随机生成一个初始解 S_0;

(2) 以 S_0 为初始值,运用 Powell 法进行搜索,得到一个局部最优点 S_1 及相应的互信息值 I_1;

(3) 以 S_1 为中心,运用 Logistic 映射生成的随机数填充基池,利用改进的遗传算法得到一个解 S_2 及相应的互信息值 I_2,$i=i+1$;

(4) 若 $I_1 > I_2$,则令 $S_2 = S_1$;

(5) 判断 S_2 是否满足精度要求,若满足,则转步骤(7);

(6) 判断 $i < N$ 是否成立,若成立,则令 $S_0 = S_2$ 后转步骤(2);

(7) 算法结束,输出搜索结果 S_2。

在近似配准结果的尺度变换方面,两幅图像的伸缩、旋转和平移配准问题可以分别转化为对其做小波分解后的两幅图像近似分量的伸缩、旋转和平移配准问题。两幅图像配准时的平移量若为 $(2x, 2y)$,则它们小波分解后的两幅图像近似分量的平移为 (x, y),而旋转角度保持不变[97]。基于上述原理,将待配准的两幅图像进行三层小波分解,先对最低分辨率的图像进行配准,然后利用配准的结果来确定前一层的搜索范围,在确定的范围内进行高分辨率图像的配准,有效地减少了计算量。

由于采样多分辨率小波分解的过程本身也是一个图像平移的过程,能够避免陷入局部极值。因此,在设计算法时,在最低分辨率的图像采用混合优化方法,而在接下去的较高分辨率中仅采用 Powell 算法。其中,小波变换和混合优化算法运用于图像配准步骤:

(1) 将参考图像 A 和待配准图像 B 分别进行三级小波分解,每一层均取近似分量,结果分别为 A_i 和 $B_i (1 \leqslant i \leqslant 3)$,$i$ 越大表示分解层次越高,分辨率越高,设定变量 i 的初始值为 3;

(2) 对小波分解的结果 A_i 和 B_i 采用混合优化算法进行优化,得到配准结果 $[x_i \quad y_i \quad \theta_i]$;

(3) 若 $i \geqslant 1$,则反复执行以下操作:对于 A_{i-1} 和 B_{i-1},设置搜索范围为 $[2x_i - 10, 2x_i + 10]$、$[2y_i - 10, 2y_i + 10]$ 和 $[\theta_i - 10, \theta_i + 10]$,用 Powell 算法进行迭代,得到结果为 $[x_{i-1} \quad y_{i-1} \quad \theta_{i-1}]$,$i = i - 1$;

(4) 输出配准结果。

4.4.4　实验结果与分析

为了验证配准方法的有效性,在实验过程中分别对单模和多模图像进行了配准,将图像进行三级小波分解后,首先用 Logistic 映射得到一个初始变换参数,在相同的初始位置条件下,在图像小波分解的最低分辨率下分别使用纯 Powell 算法、Powell 与 PSO 混合、Powell 与模拟退火混合、Powell 与基本遗传算法混合、Powell 与本书提出的改进遗传算法混合方法,在其他分辨率下采用 Powell 方法进行优化搜索,并与未对图像进行小波分解而直接使用 Powell 算法进行优化搜索的方法进行配准实验,实验过程中所使用的随机数由 Logistic 随机数生成函数生成。

实验过程中,设定最低分辨率下的混合优化算法的最大迭代次数为 3,个体的交叉概率为 0.8,变异概率为 0.2。个体的数目为 30,并设置基池和记忆池的大小分别为 30 和 15。模拟退火的初始温度 T_0 设置为:$T_0 = -(f_{max} - f_{min})/\ln p_r$,其中 f_{max} 和 f_{min} 分别表示最佳和最差个体对应的函数值,$p_r = 0.8$,温度的变化式为 $T_{k+1} = 3T_k/5$。

（1）单模图像的配准

选取同一个人在不同时刻扫描得到的两幅图像进行配准实验。实验所用的图像如图 4-6 所示,表 4-2 和表 4-3 为相应的实验结果。

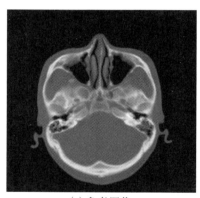 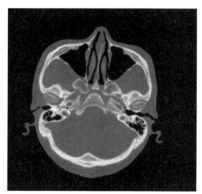

（a）参考图像　　　　　　　　　　　　（b）待配准图像

图 4-6　实验所用的两幅 CT 图像

表 4-2　各种算法的比较

算　　法	x/像素	y/像素	θ/角度	互信息	时间/s
未使用小波分解的 Powell	4.664 0	4.365 6	5.223 6	1.486 7	134.71
Powell	3.367 0	2.092 4	5.391 5	1.487 4	82.75
Powell 与 PSO 算法混合	2.989 5	2.341 3	4.817 3	1.488 9	127.28

续　表

算　　法	x/像素	y/像素	θ/角度	互信息	时间/s
Powell 与模拟 退火算法混合	3.184 9	1.733 9	4.608 5	1.487 6	132.29
Powell 与基本 遗传算法混合	2.580 7	1.551 4	5.282 0	1.489 0	115.01
本书方法	3.310 5	2.084 9	5.251 9	1.489 9	90.49

表 4 - 3　**Powell 与基本遗传算法混合与本书方法的比较**

层数	Powell 与基本遗传算法				本　书　方　法			
	x/像素	y/像素	θ/角度	互信息	x/像素	y/像素	θ/角度	互信息
3	0.760 6	0.163 8	3.748 1	1.537 5	0.693 9	0.072 6	3.710 0	1.539 2
2	1.145 2	3.984 8	5.282 0	1.500 2	1.327 6	0.521 2	5.251 9	1.500 7
1	2.775 7	2.290 3	4.718 0	1.487 8	3.042 4	1.655 2	4.748 1	1.488 6
0	2.580 7	1.551 4	5.282 0	1.488 9	3.310 5	2.084 9	5.251 9	1.489 6

（2）多模的配准

选取同一个人的两幅 CT 和 MRI 图像，如图 4 - 7 所示，图像的分辨率为 512×512，实验结果如表 4 - 4 和表 4 - 5 所示。

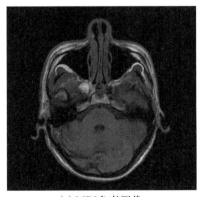
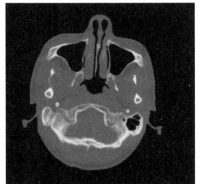

（a）MRI参考图像　　　　　　　　（b）待配准的CT图像

图 4 - 7　**实验所用的 MRI 和 CT 图像**

表 4-4　各种算法的比较

算　　法	x/像素	y/像素	θ/角度	互信息	时间/s
未使用小波分解的 Powell	6.664 0	12.365 6	4.225 6	1.100 4	217.79
Powell	2.668 2	7.443 5	5.242 6	1.126 9	123.08
Powell 与 PSO 算法混合	3.257 9	6.603 6	4.892 9	1.127 3	167.43
Powell 与模拟退火算法混合	3.184 9	6.545 2	5.394 8	1.127 1	164.95
Powell 与基本遗传算法混合	3.008 1	7.003 6	5.093 9	1.127 4	159.54
本书方法	2.941 7	6.654 6	4.927 0	1.127 7	134.82

表 4-5　本书方法和 Powell 与基本遗传算法混合的比较

层数	Powell 与基本遗传算法				本　书　方　法			
	x/像素	y/像素	θ/°	互信息	x/像素	y/像素	θ/角度	互信息
3	2.000	−0.342 8	4.075 9	1.473 5	1.992 4	0.006 5	4.080 0	1.475 2
2	1.102 9	3.984 8	5.919 2	1.181 2	1.000 0	4.000 0	5.924 1	1.181 6
1	2.969 6	8.025 8	6.080 8	1.126 7	3.000 0	8.000 0	6.075 9	1.126 8
0	3.008 1	7.003 6	5.093 9	1.127 3	2.941 7	6.654 6	4.927 0	1.127 7

　　由表 4-2 和表 4-4 可以看出,相比于直接在原始图像上运用 Powell 方法进行搜索的方法,采用对图像先进行小波分解,再在其近似分量上运用 Powell 方法进行优化搜索的方法,可大大缩短局部寻优的时间,并能得到更为有效的近似解。在多种基于小波变换的优化算法中,Powell 与 PSO 算法混合、Powell 与模拟退火算法混合这两种方法所用的时间最长,纯 Powell 方法所用的时间最短,本书方法消耗的时间仅次于 Powell 方法。

　　由表 4-3 和表 4-5 可知,Powell 方法的配准精度最低而本书方法的配准精度最高。从配准精度来看,采用全局和局部优化算法结合的搜索策略集成两者的优势,算法在精度上有一定的提高。Powell 方法虽然能够取得较快的配准速度,但是配准精度一般,该算法寻优时容易陷入局部极值而不能跳出,难以得到较精确的解。PSO 和模拟退火算法作为启发式的搜索算法,全局搜索能力强,在搜索过程中有跳出局部极值能力强的特点,但是算法需要大量的迭代也未能得到非常好的全局最优解。

基本遗传算法在寻优过程中能够自适应地进行搜索,但是易产生过早收敛现象。本书提出的改进的遗传算法能够实现比较精确的医学图像配准,相对于未改进的遗传算法,不仅在小波分解后各层图像上的配准精度均有所提高,而且有效缩短寻优时间。

4.5　小　　结

图像的多分辨率小波分析方法是一种利用图像与其分解过后的近似分量子图的相似性来实现图像配准的方法,它将待配准图像进行多分辨率分解,对图像进行由粗到细的配准,在低分辨率下取得配准的初步结果,再在高分辨率下得到精确的结果,该方法可以大大减小运算量。

基于互信息的医学图像配准问题实质上是一个多参数优化问题,即寻找使互信息达到最大的配准参数,优化算法的选择至关重要,它直接影响着图像配准的精度和速度。Powell 方法的局部寻优能力强,但易受到局部极值的干扰。模拟退火算法存在温度初始值难以设置、退火速度和温度较难管理的问题,而 PSO 和基本遗传算法存在较早收敛现象。考虑到基本遗传算法的不足,提出了改进的遗传算法。该算法通过设置基池和记忆池有效地改善了原有算法的全局搜索性能。此外,还提出了一种基于 Logistic 混沌映射的随机数生成函数,相比于经典的随机数生成函数,通过该方法生成的随机数具有可再现性和可控性。

　　为获得最佳的配准结果,同时减少配准过程中的运算量,加快配准速度,本章对多分辨率配准方法进行了研究,提出了一种基于小波分解,以前一章提出的配准方法作为相似性测度,采用混合优化算法进行图像配准的新方法,混合优化算法采用了在较低分辨率下用改进的遗传算法和 Powell方法进行全局优化,而在高分辨率下采用 Powell 方法进行优化。本章提出的搜索算法包含了改进遗传算法的随机性搜索和 Powell 方法确定性搜索,表现出高精度的优化性能和较好的初值鲁棒性,可在较短的时间里求得全局最优解,具有较高的运算效率。相比于基本遗传算法,本书提出的改进算法不但可在一定程度上提高配准的精度,而且在速度上也比基本遗传算法有所提高,有效解决了配准过程中的优化搜索问题。

第5章
基于非下采样曲波变换的
医学图像融合

利用图像融合技术对来源于不同医学成像设备的图像进行融合,在临床诊断和治疗中,可以综合不同图像的特点,得到包含更多信息且更为清晰的图像,对诊断分析、病灶定位、治疗方案制定、病理研究都有着极为重要的意义。因此,图像融合自提出以来,一直是医学成像界研究和探讨的热点。本章将重点讨论常用的医学图像融合方法和评价标准,详细叙述曲波变换与非下采样曲波变换的原理及实现,阐述基于小波变换的图像融合相比于非下采样曲波变换的不同,并结合下颌骨系统的 CT 和 MRI 医学融合图像实验分析其相对于小波变换的优越性。

5.1　图像融合算法的基本理论

医学图像的融合是指将同一对象在不同成像方式或不同时刻获取的已配准的图像,采用某种算法,将得到的多幅图像信息合成,获得信息量更加丰富的新图像,以更好地帮助医生理解图像和对疾病的诊断与治疗。在医学研究领域,现代医学成像的方式有许多种,如 CT、MRI 和 SPECT 等,不同的成像方式所成的图像分别从不同的角度反映人体的信息,单独从某一种图像中往往无法获得全面的诊断信息。MRI 和 CT 虽同为断层医学图像,但二者的成像机理不同,突出显示的解剖结构亦有所不同。MRI 对软组织对比分辨率高,但是对钙化不敏感,不利用疾病的鉴别诊断;相反,CT 显示钙化灶敏感,但软组织对比度不佳,易产生伪影。因此,将这两种具有互补性的影像学图像融合,可弥补图像信息不完整、不精确的缺陷,有效提高临床诊断和治疗的准确性。

5.1.1 图像融合方法的层次划分

图像融合根据不同的层次可分为信号级、像素级、特征级和决策级[100]。信号级融合提供与原始信号形式相同但品质更高的信号。像素级图像融合属于较低层次的融合,它一般要求原始图像在空间较精确配准,如果图像具有不同分辨率时在融合前需做映射处理。特征级图像融合是指从各个传感器图像中提取特征信息并将其进行综合分析和处理的过程。在进行融合处理时,所关心的主要特征信息的具体形式和内容与多传感器图像融合的应用目的和场合密切相关。通过特征级图像融合可以在原始图像中挖掘相关特征信息,增加特征信息的可信度,排除虚假特征,建立新的符合特征等。特征级图像融合是中间层次的融合,为决策级融合做准备。特征级融合的优点在于实现了可观的信息压缩,便于进行实时处理。决策级图像融合是指对每个图像的特征信息进行分类和识别等处理,形成相应的结果,进行进一步的融合过程,最终的决策结果是最优决策。决策级融合数据量小,抗干扰能力力强,但对特征提取和预处理的要求很高。

从目前医学图像处理的水平来看,进行精确的特征提取和预处理都很难做到。因此,像素级融合方法是目前普遍研究的一类方法。

5.1.2　图像融合算法的分类

医学图像的融合方法从不同的角度有多种分类[98]：

（1）按成像设备分：医学图像融合根据成像设备可以分为同类多源融合系统和异类多源融合系统。同类多源图像融合系统是指待融合的两幅或多幅图像是由同一种设备获取的；异类多源融合系统指两幅或多幅图像来源于不同类的成像设备。

（2）按融合对象分：有单样本时间融合系统、单样本空间融合系统以及模板融合系统。单样本时间融合方法通过跟踪病人，将其一段时间内对同一组织或器官所做的同种检查图像进行融合，以助于跟踪病理发展情况；单样本空间融合方法将某个病人在同一时间内对同一器官所做的集中检查图像进行融合，以对病情做出更确切的诊断；模板融合方法是为了提供诊断的标准，将病人的图像与模板图像进行融合，有助于研究某种疾病的病理和诊断标准。

（3）按照处理方法分：有数值融合法和智能融合法。数值融合法将来源于不同成像设备的图像做空间归一化处理，获得移植性描述后直接应用。智能融合法则将来源于不同成像设备的图像做空间归一化处理后，根据研究的需要，研究不同图像中所需信息进行融合[99]。

（4）按照图像类型分：可分为断层图像间互相融合、断层图像与投影图像融合以及结构图像与功能图像融合。其中断层图像间的相互融合主要是指 CT 与 MRI 图像融合；断层图像与投影图像融合主要是指 CT、MRI 图像与 DSA 图像通过三维重建后进行融合；而结构图像与功能图像融合主要指 CT、MRI 图像与 PET、SPECT 图像进行融合。

目前，医学图像融合方法经过多年的研究，一般可以分为空间域、变换域和智能域方法三大类。

1. 空间域方法

空间域方法直接对图像的像素进行操作，采用的一般是比较直观和简单的融合方法,如像素加权平均法、利用逻辑运算符进行滤波等,效果往往不理想。

2. 变换域方法

随着多分辨率金字塔和小波等方法的提出,变换域方法开始投入使用,并取得了很好的效果。变换域方法是将变换后的两个或多个图像先进行变换,再通过反变换得到融合后图像的方法,代表性的方法是多分辨率金字塔和小波变换。高斯金字塔、Laplacian 金字塔、梯度金字塔、比率低通金字塔、形态学金字塔称为多分辨率金字塔[101],它是目前较为常用的图像融合方法。在金字塔方法中,原图像不断地被滤波,形成一个塔状结构。在塔的每一层都用一种算法对这一层的数据进行融合,从而得到一个合成的塔式结构。然后对合成的塔式进行重构,最后得到合成的图像,合成图像包含了原始图像所有重要信息[102]。

3. 智能域方法

智能域方法主要是模拟人类智能的处理方法,如语义谓词、模糊逻辑、神经网络等,对图像进行特征提取和数据融合。

(1)语义谓词法

语义学描述不同于低级图像视觉特征,它们反映了图像的高级解释并且在概念级上模拟了视觉内容,运用这种描述符的语义谓词法的具体步骤如下:

1)用语义谓词来分割待融合的图像,利用先验只是有注释的分割图像,使分割区域与图像中感兴趣的目标一致,求出特征向量;

2)根据特征向量进行相似性检索。利用参考图像或参考图像的内容描述符来查询相似图像。图像特征层可以抽取图像知觉特征。语义层可以在不同意义层中运用一套恰当的规则来抽取。

(2)模糊逻辑法

图像的背景、轮廓和边缘,很多时候并没有严格的界定和区分,而是一个模糊的概念,模糊逻辑法正是针对这种不确定性,用隶属函数来描述图像像素值的分布和聚类,从而更贴近人类视觉心理,也具有更广泛的适应性。

（3）神经网络

除了语义谓词和模糊逻辑外,近年来也有学者利用神经网络进行图像融合。在利用神经网络进行特征级融合时,一般采用 BP 网络,它是基于误差方向传播学习算法的多层前馈网络,结构简单、识别精度高。但是,对于高维的数据融合应用,BP 网络需要较长的训练时间,有时甚至不能收敛。因此,如何选择适当的网络并对其进行改进是利用神经网络进行融合最为关键的问题。

相比之下,空间域方法操作简单,过程直观,但精度不高;对变换域方法的研究较多,处理效果较好,但算法设计复杂;智能域的方法主要是模拟人类的智能处理方法,算法还处于起步阶段。

5.1.3 常用的图像融合规则

融合规则选择是图像融合的核心,也是图像融合研究的难点。目前,广泛使用的融合规则分为基于像素特性的融合规则和基于区域特性的融合规则[103]。

1. 基于像素特性的融合规则

基于像素特性的融合规则的特点是根据图像分解层上对应位置像素的灰度值来确定融合后图像上该位置的像素灰度值。像素的融合规则主要有以下四种:

（1）加权平均法

加权平均法是一种最简单的图像融合方法。对 I 和 J 两幅图像的像素灰度值加权平均融合方法可以表示为

$$F(x, y) = k_1 I(x, y) + k_2 J(x, y) \qquad (5-1)$$

其中,k_1 和 k_2 为加权系数,通常取 $k_1 + k_2 = 1$。

加权平均法不对参与融合的源图像进行任何变换或分解,而是直接对其像素值进行加权平均形成一幅新的图像,其优点是简单直观,适合于实时处理。但是,这种简单的叠加会使图像的信噪比降低,特别是当灰度的差异很大时,会出现明显的拼接痕迹,不利用人眼的识别和后续目标的识别过程。

（2）取系数绝对值较大法

这种方法逐个比较两幅图像的灰度绝对值大小,并以其中的绝对值较大者作为融合后图像该点的像素值。该方法适合高频成分丰富,亮度和对比度较高的源图像。融合图像基本保留了源图像的特征,图像对比度与源图像基本相同。

（3）取系数绝对值较小法

这种方法逐个比较两幅图像的灰度绝对值大小,并以其中的绝对值较小者作为融合后图像该点的像素值,适用的场合非常有限。

（4）模极大值法

模极大值法是变换中的简单融合方法,它要求对图像进行变换,得到变换域的系数,再去变换域中对应像素点的模极大值作为结果图像变换域对应的系数值,通过反变换得到融合后的图像。

2. 基于区域特性的融合规则

图像的区域特征是首先选取一定大小的窗口局部区域,通常情况下,该区域内的各个像素之间存在较大的相关性,按照局部区域的特性进行融合。相比于基于像素的融合规则,该类融合规则可获得视觉特性更佳、细节更丰富的融合图像。常见的基于区域的融合规则有区域能量法、区域方差法和区域梯度法等。

5.1.4 图像融合的评价标准

评价图像融合算法的性能是一个非常复杂的问题。目前,图像融合效果的方法可分为主观评价方法和客观评价方法[104-105]两类。

在医学图像融合应用中,融合图像效果的判断最终是由医生根据医学上诊断及治疗需求来决定的。主观评价方法依赖于对图像融合采用的描述性数据以及对描述性数据定性分析,它依靠人眼对融合图像效果进行主观判断。从临床诊断角度来分析该结果。主观评价方法是一种比较常用的诊断手段,但该方法对医生的经验要求较高,难免带有主观因素,难以取得一致的结论。

客观评价方法依赖于对图像融合对象和融合结果的定量数据测量和统计分析,评价结果更为可靠和客观,但是对于一些特殊的应用场合,难以给出一个通用的标准。假设 X 为标准图像,Y 为融合后图像,以下是几种常用的客观评价标准。

(1) 信息熵(Information Entropy,IE)

评价图像融合效果的一个重要指标是看融合图像从源图像中获得了多少信息,信息量的多少可用熵来表示。对于灰度图像,信息熵的表达式为

$$IE = \sum_{m=0}^{l} H(P_m) = -\sum_{m=0}^{l} P_m \cdot \log P_m \tag{5-2}$$

其中,P_m 表示灰度级为 m 的像素点在图像中出现的概率,l 表示图像的灰度级数。融合图像的信息熵越大,则说明融合后的图像所含的信息量越大,融合的质量越高。

(2) 相对熵(Cross Entropy,CE)

相对熵可用来度量两幅图像间的差异。假设原始图像为 $X(i,j)$,融合后的图像为 $Y(i,j)$,则原始图像与融合图像的相对熵定义为

$$CE = \sum_{m=0}^{l-1} P_{X,m} \log \frac{P_{X,m}}{P_{Y,m}} \tag{5-3}$$

其中,$P_{X,m}$ 和 $P_{Y,m}$ 分别表示灰度级为 m 的像素点在原始图像和融合后的

图像中出现的概率。融合后的图像相对熵越小,说明它与源图像间的差异越小,从源图像中提取的信息越好,融合的效果越好。

(3) 互信息(Mutual Information,MI)

互信息的定义见第 3 章式(3-14),融合后图像的互信息越高,则说明其从原图像中提取的信息越多,融合效果越好。

(4) 峰值信噪比(Peak Signal to Noise Ratio,PSNR)

峰值信噪比是对两幅图像差异的一种度量,定义为

$$PSNR = 10\log \frac{G_{\max}^2}{R_{MSE}^2} \tag{5-4}$$

$$R_{MSE}^2 = \sqrt{\frac{1}{MN}\sum_{i=1}^{M}\sum_{j=1}^{N}\left[X(i,j)-Y(i,j)\right]^2} \tag{5-5}$$

其中,R_{MSE}^2 是图像 X 和 Y 的均方根误差,$G_{\max}$ 是图像中的最大灰度值。

PSNR 反映的是图像峰值信噪比变化情况的统计平均值,反映的是整个图像的失真程度。PSNR 越高,说明融合效果和质量越好。在图像融合中,由于经常没有标准图像作参考,所以,用融合图像与原始图像进行 PSNR 的比较不失为一种评价融合效果的好方法。

(5) 相关系数(Correlation Coefficients,CC)

相关系数是对两幅图像相似度的度量,定义为

$$CC(X,Y) = \frac{\sum_{i=1}^{M}\sum_{j=1}^{N}(X(i,j)-\bar{X})(Y(i,j)-\bar{Y})}{\sqrt{\left(\sum_{i=1}^{M}\sum_{j=1}^{N}(X(i,j)-\bar{X})^2\right)\left(\sum_{i=1}^{M}\sum_{j=1}^{N}\left[Y(i,j)-\bar{Y}\right]^2\right)}} \tag{5-6}$$

相关系数越大,说明融合效果越好。

(6) 清晰度(Mean Grads,MG)

清晰度反映图像的灰度变换情况,定义如下:

$$MG = \frac{1}{MN}\sum_{i=1}^{M}\sum_{j=1}^{N}\sqrt{\Delta_x S(i, j)^2 + \Delta_y S(i, j)^2} \qquad (5-7)$$

其中，$\Delta_x S(i, j)$ 和 $\Delta_y S(i, j)$ 分别为 $S(i, j)$ 沿 x 方向和 y 方向的差分，定义为

$$\Delta_x S(i, j) = (S(i, j+1) + S(i+1, j-1) - S(i, j-1)) \qquad (5-8)$$

$$\Delta_y S(i, j) = (S(i+1, j) + S(i+1, j-1) - S(i, j-1)) \qquad (5-9)$$

一般情况下，清晰度越大，图像灰度表现越丰富，图像越清晰。

（7）空间频率（Space Frequency，SF）

图像的空间频率是衡量图像细节信息丰富程度的一个重要指标，其定义为

$$SF = \sqrt{\frac{1}{MN}\Big(\sum_{i=1}^{M}\sum_{j=1}^{N}\big[(S(i, j) - S(i, j-1))^2 + (S(i, j) - S(i-1, j))^2\big]\Big)}$$

$$(5-10)$$

融合图像的空间频率越高，说明图像的细节信息越丰富，融合的效果越好。

（8）扭曲程度（Warp Degree，WD）

光谱的扭曲程度反映了融合后光谱失真情况，扭曲程度越大，失真也越大，具体表示为

$$WD = \frac{1}{MN}\Big|\sum_{i=1}^{M}\sum_{j=1}^{N}X(i, j) + \sum_{i=1}^{M}\sum_{j=1}^{N}Y(i, j)\Big| \qquad (5-11)$$

5.2　基于多分辨率分解的图像融合技术

1. 基于 Laplacian 金字塔（LP）的融合方法

每级的 LP 分解得到待分解图像的一个低通部分和一个差异部分，这个过程可以迭代进行以实现多级分解。LP 分解是实现图像多分辨率分析

的一种有效方法。每一层 LP 分解将产生一个近似部分和剩余部分。其中,近似部分对源图像进行了抽取,变为原来的 1/2,下一层的分解只对近似部分进行,最后将形成一个近似部分和多个细节部分,组成了金字塔式的图像分解。通过对近似部分和各个尺度的细节部分按照不同的融合规则进行变换,再运用重构方法即可重建融合后的图像。图 5-1 所示为 Laplacian 金字塔的分解和重构过程。

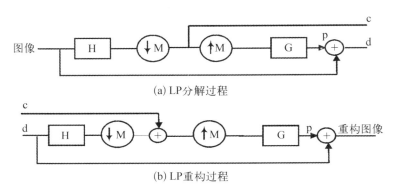

(a) LP分解过程

(b) LP重构过程

图 5-1 LP 分解和重构过程

2. 基于梯度金字塔的融合方法

梯度金字塔每一层的算法是平均和选择相结合的算法,这样既在融合图像中保留了原图像的显著特征,又避免引入人为虚假信息。对于合成图像中的每个像素点,其灰度值等于某一原图像中对应点的值或等于两幅图像对应点的平均值。因此,需要一个匹配矩阵来表明应采用平均法还是选择法;采用选择法时,该从哪幅图像中选择。当两幅图像很相似时,合成图像就采用两幅图像的平均值;当两幅图像差异较大时,选择显著性强的图像可以抑制噪声。

3. 基于高斯金字塔的融合方法

对于图像 X 的高斯金字塔,假设塔的第 k 层为 GX_k 而最底层为 GX_0,可用下式产生高斯金字塔:$GX_k = [w * GX_{k-1}] \downarrow 2$,其中,$\downarrow 2$ 表示下采

样,w 表示高斯核,$*$ 表示卷积算子。在高斯金字塔中,原始图像进行高斯卷积变换后不断地被下采样,再进行高斯卷积。在高斯金字塔中,求两层图像间的差异可得到 LP 金字塔。

4. 基于对比度金字塔的融合方法

图像的对比度金字塔分解也是一种多尺度、多分辨率的分解。它由图像的高斯金字塔构造对比度金字塔。图像的对比度通常定义为

$$C = (g - g_b)/g_b \qquad (5-12)$$

其中,g 表示图像某点的像素值,g_b 表示图像该点处的背景灰度值。

对比度表示图像的信息与背景信息的比值。由于窗口函数具有低通滤波功能,所以,G_l^* 可看作 G_l 的背景,图像的对比度金字塔定义为

$$\begin{cases} CP_l = G_l^*/G_l - I = G_l \ \text{exp and } (G_{Hl} - I) \leqslant 0 \\ CP_l = G_N l = N \end{cases} \qquad (5-13)$$

其中,CP_l 表示第 l 层对比度金字塔分解图像,G_l 表示第 l 层高斯金字塔分解图像,I 表示单位为灰度值图像。由此,$CP_l(l = 0, 1, 2, \cdots, N)$ 就构成了图像的对比度金字塔形分解,它不仅是图像的多尺度、多分辨率分解,而且其中每分解层图像均反映了图像在相应尺度和分辨率上的对比度信息。

5. 基于小波变换的融合方法

多尺度塔式融合算法首先构造输入图像的金字塔,再按照一定的特征选择方法来形成金字塔,然后通过对图像金字塔实施逆变换进行图像重建,得到融合后的图像。这些方法虽然简单,但也存在一定的不足:当金字塔的大小大于源图像时,会增加计算量;在金字塔重建时,有时会出现不稳定的情况,特别是当图像存在较大的差异时,融合图像会出现斑块。

基于小波变换的图像融合方法是对基于传统的多分辨率金字塔图像融合方法的直接拓展,它将待融合的原始图像首先经过小波变换,将其分

解为不同频段上的不同特征域子图像,然后在不同的变换域上进行特征选择和融合,构造新的小波金字塔,再用小波逆变换得到融合后的图像,其原理如图 5-2 所示。

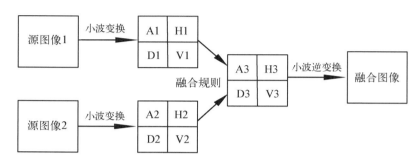

图 5-2　基于小波变换的图像融合原理图

基于小波变换的医学图像融合算法主要分为小波分解、融合和重构三步。与金字塔方法相似,小波分解过程同样会产生一个小波金字塔。但金字塔方法产生的数据有冗余,且不同级的数据之间相关,小波变换则能克服这两个缺点,并且能更加有效地描述图像在时域和频域上的局部特征,可获得与人的视觉特性接近的融合效果。

金字塔形小波利用正交小波变换对原图像进行正交小波变换,得到低频信息、水平方向、垂直方向和对角方向的四个子图像,再将低频图像进一步分解,依次递推。小波变换可以将图像分解为一系列具有不同分辨率和方向特征的子带信号,并且将图像的光谱特征和空间特征完全分离,从而为不同分辨率图像的融合提供了有利条件。小波图像融合主要是对不同图像分别进行小波变换,再根据一定的融合规则选取适当的低频系数和高频系数,通过小波逆变换得到融合后的清晰图像。现有的小波融合算法主要可分为基于抽样的 Mallat 算法和基于无抽样的 atrous 算法。在无抽样的融合算法中无下抽样环节,它是一种基于多分辨率分解的冗余小波变换,经过分解后的信号与原始信号大小一致,这种方法可以避免由于抽样而引入的噪声,但数据冗余度较大。

5.3　基于曲波变换的下颌骨
医学图像融合方法

由于小波变换只能反映信号的零维奇异性,难以表达更高维的特征。在二维图像中,图像大部分信息包含在边缘中,而小波变换只能反映"过"边缘特性,而无法表达"沿"边缘特性。针对小波变换的缺陷,Donoho 等提出了曲波变换的理论[106]。曲波变换是继小波变换之后更适合图像处理特点的一种多尺度变换。它能同时获得图像平滑区域和边缘部分的稀疏表达,具有很强的方向性,已有初步结果显示其在图像处理中的发展潜力。

曲波变换具有多尺度、多分辨率分解和方向性的优点。对源图像进行曲波分解后,不同频率、不同分解层、不同方向均可采用不同的融合规则,这样可以充分挖掘源图像的互补及冗余信息,突出特征和细节信息[107]。Mallat 多尺度极大值重建理论说明,图像所有信息基本上都包含在多尺度边缘内。曲波变换以多尺度边缘为表达对象,具有完备性,同时具有各向异性和很强的方向性,能很好地适合图像的特点。

5.3.1　曲波变换原理及实现

1. 脊波变换

E. J. Candes 于 1998 年提出的脊波是一种非自适应的高维函数表示方法。它以稳定和固有方式用一系列脊函数的叠加来表示广泛的函数类,是解决二维或更高维奇异性的有力工具。同时,脊波也有离散变换的"近于正交"的脊波函数框架。这些新的广泛函数类利用各种特殊高维空间的不均匀性来模拟现实的信号。下面给出脊波变换的定义:

设函数 ϕ 满足

$$\int |\phi(\hat{\xi})^2| / |\xi^2 \mathrm{d}|\xi < \infty \tag{5-14}$$

对于 $a > 0, b \in R, \theta \in [0, 2\pi)$，脊波基函数可定义为

$$\phi_{a,b,\theta}(x) = a^{-1/2}\phi[(x_1\cos\theta + x_2\sin\theta - b)/a] \tag{5-15}$$

脊波函数在直线 $x_1\cos\theta + x_2\sin\theta = C$ 方向上是常数，而在与该直线垂直方向上是小波函数。函数 $f(x)$ 的脊波变换可定义为

$$R_f(a, b, \theta) = \int \phi_{a,b,\theta}(x)f(x)\mathrm{d}x \tag{5-16}$$

其重建表达式如下：

$$f(x) = \int_0^{2\pi} \int_{-\infty}^{+\infty} \int_0^{\infty} \phi_{a,b,\theta}(x)R_f(a, b, \theta)(\mathrm{d}a/a^3)\mathrm{d}b(\mathrm{d}\theta/4\pi) \tag{5-17}$$

下面从脊波变换和 Radon 变换定义的角度来说明二者之间的关系。Radon 变换的定义为

$$R_f(\theta, t) = \int f(x_1, x_2)\delta(x_1\cos\theta + x_2\sin\theta - \mathrm{d}x)\mathrm{d}x_1 \tag{5-18}$$

式中，δ 为 Dirac 函数，则脊波变换可定义为

$$R_f(a, b, \theta) = \int a^{-1/2}\phi[(t-b)/a]R_f(\theta t \mathrm{d}t) \tag{5-19}$$

可见，函数的脊波变换实际上是对其 Radon 变换的结果进行一维小波变换。通过 Radon 变换可将 $m \times m$ 的阵列变换为 $m \times 2m$ 维，在对 $m \times 2m$ 的阵列作一维小波变换，便可得到 $2m \times 2m$ 的脊波变换结果，脊波变换过程如图 5-3 所示。

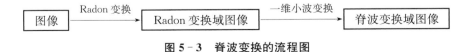

图 5-3　脊波变换的流程图

脊波作为一种新的多尺度分析方法,比小波更加适合于分析具有直线或超平面奇异性的信号,同时具有较高的逼近精度和更好的稀疏表达性能。将脊波变换引入图像融合,能够更好地提取原始图像的特征来为融合图像提供更多的信息,在融合过程中抑制噪声的能力也比小波变换更强。

2. 曲波变换

曲波变换理论由脊波理论衍生而来。曲波变换作为一种非自适应的高维函数的表示方法,经过简单的阈值处理,获得的非线性逼近性能并不比复杂的自适应方法逊色,打破了人们普遍赞同的一种观点:相对于非自适应方法,能"跟踪"奇异曲线形状的自适应方法具有更好的逼近性能。

曲波变换是一种具有方向的基原子,也是一种多分辨率、带通、方向的函数分析方法,符合生理学研究中提出的"最优"的图像表示方法应具有的多特征,具有非常良好的非线性逼近能力[108]。它是一种多尺度变换,可同时为图像的平滑部分和变换部分提供稀疏表达,使得对应的边缘系数较大,能起到很好的能量集中效果,而不像小波变换结果会传播到多个尺度分量中。

曲波变换是一种真正意义上的二维图像稀疏表示方法,它不仅继承了小波变换的多分辨率时频分析特征,而且拥有良好的各向异性特征,能用比小波更少的系数表示平滑曲线。由于其具有的优势及在应用中取得的良好结果,已日益引起人们的关注。曲波变换分解和合成的过程如图 5-4 所示。

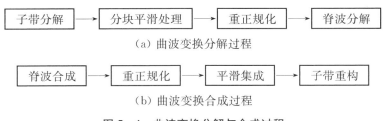

（a）曲波变换分解过程

（b）曲波变换合成过程

图 5-4　曲波变换分解与合成过程

离散曲波变换是由塔形方向滤波器组(PDFB)把图像分解成各个尺度上的带通方向子带,它分子带分解和方向变换两步来实现[109]。首先,用LP变换对图像进行多尺度分解以捕获奇异点,然后用方向滤波器组(DFB)将分布在同方向上的奇异点合成为一个系数,变换的最终结果是用类似线段的基结构来逼近源图像。它允许每个尺度上有不同数目的方向,是一种灵活的多分辨率、多方向的变换。

金字塔分解不具有方向性,而方向滤波器对高频成分能很好地分解,但对低频成分存在一定的不足。曲波变换将金字塔分解和方向滤波器组合,使得二者恰好能弥补对方的不足,得到很好的图像描述方式,相应的分解结构如图 5-5 所示。

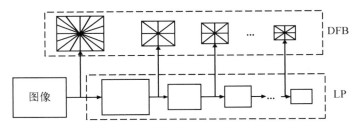

图 5-5 曲波变换分解结构示意图

方向滤波器组的实现是通过一层的二叉树分解,通过对频域的分割产生 2^l(l 为分解层数)的子带,可用 2^l 个通道结构来表示。离散曲波变换具有以下性质:

(1) 由于 LP 和 DFB 都是完全重构的,因此两者结合后的 PDFB 也是完全重构的;

(2) 若 LP 和 DFB 都用正交滤波器组,则得到的 PDFB 提供了一个紧框架;

(3) PDFB 具有冗余性,冗余度为 4/3;

(4) 假设 l_i 层的 DFB 应用于 LP 的 i 层($i = 1, 2, \cdots, N$, $i = 1$ 对应

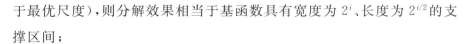

于最优尺度），则分解效果相当于基函数具有宽度为 2^i、长度为 $2^{i/2}$ 的支撑区间；

（5）对 N 个像素图像的 PDFB 的算法复杂度为 $O(N)$，由于多尺度和多方向的结合，可以任意选择某一个层次的分解方向数。

曲波变换继承了小波变换的多分辨率和时频局部化特性，同时又兼有良好的方向性和各向异性，对医学图像具有更加稀疏的表达能力[110]。将曲波变换引入图像融合中，可利用其优良特性更好地提取原始图像的几何特征来为融合图像提供更多的信息。

3. 非下采样曲波变换

由于曲波变换中的塔形滤波带具有非常有限的冗余性，同时在 Laplacian 塔形分解和方向滤波带分解中都有上、下采样，使得该变换不具有平移不变性。采用方向滤波器时，较高和较低的频率之间的方向性响应存在频率混叠，这会影响分辨率，引起吉布斯现象。为此，Arthur 等于 2006 年提出了非下采样曲波变换[111]，该变换对方向滤波器作适当的处理之后，让方向滤波器较好的部分正好覆盖在塔式滤波器的通带上，有效克服了频率混叠现象。该算法的变换结构是一个非下采样的塔形结构和方向滤波带分解，利用 atrous 算法实现并生成一种灵活的多尺度、多方向且平移不变的图像分解。该方法对应的滤波带具有更好的频域选择性和规则性，相比于原始的曲波变换，滤波带的设计没有很多的限制，可得到具有更好频域选择性的滤波带，进而得到更好的子带分解。

非下采样曲波变换是对滤波器进行上采样，以获得平移不变性。它由非下采样的金字塔结构（NSP）和非下采样滤波器组（NSFB）组成，其中 NSP 实现了该方法的多尺度特性，而 NSFB 则保证其方向性。非下采样曲波变换与曲波变换的区别在于，非下采样曲波变换利用了 Z 变换的等效移位性质，去掉了 LP 分解和 DFB 分解后中信号经分析滤波后的下采样以及综合滤波器前的上采样,改为对相应的滤波器进行上采样,在对信号进行分析和综合滤波,此时,所有的分解子带都与源图像的大小相同,具有平移不变性[112]。非下采样曲波变换分为两个部分:非采样的 LP 分解和非采样的 DFB 分解。图 5-6 所示为非下采样曲波变换的滤波带和理想频率分区图。

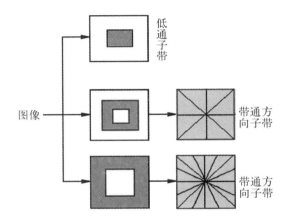

图 5-6 非下采样曲波变换的滤波带和理想频率分区图

(1) 非下采样 LP 金字塔分级

非下采样 LP 金字塔分级结构通过多级迭代的方式实现,提供了满足以下完全重构条件的一组低通和高通滤波器组:

$$H_0G_0(z) + L_0K_0(z) = \qquad\qquad (5-20)$$

其中,$H_0(z)$ 为高通分解滤波器,$L_0(z)$ 为低通分解滤波器,$G_0(z)$ 为高通重建滤波器,$K_0(z)$ 为低通重建滤波器。此外,严格的下采样滤波器还需要满足双正交的其他条件。

非下采样曲波变换中的 LP 分解不同于曲波变换中的 LP 分解。在曲波变换的 LP 分解中,首先对上一尺度的低频图像用低通滤波器进行滤波,接着进行下采样得到低频图像,然后对该低频图像进行上采样,再用高通滤波器对上采样后的图像进行高通滤波,并对高通滤波后的图像与上一尺度的低频图像进行差分,得到塔式分解后的高频成分。而在非下采样曲波变换中,采用 atrous 算法的思想,对低通和高通滤波器分别进行上采样,然后对上一尺度的低频图像用上采样后的图像用高通滤波器进行高通滤波,得到 LP 分解后的高频图像。图 5-7 为非下采样金字塔滤波器组分解示意图。

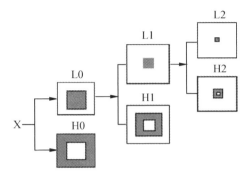

图 5-7　非下采样金字塔组分解滤波器

（2）非下采样方向滤波器组

曲波变换中的方向滤波器组通过下采样和图像扭转的方法构造滤波器、象限滤波器及平行滤波器的核心部分,之后通过上述滤波器的组合对图像进行扭转操作来构成多级方向滤波器组。非下采样曲波变换在基本滤波器组的基础上,通过滤波器的操作得到需要的象限滤波器组和平行滤波器组,避免图像的采样操作[112]。图 5-8 为相应的方向滤波器原理及频率分解示意图。

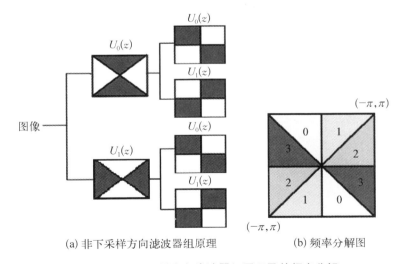

(a) 非下采样方向滤波器组原理　　　　(b) 频率分解图

图 5-8　非下采样方向滤波器组原理及其频率分解

5.3.2 曲波变换与小波变换的区别

1. 曲线的逼近方式

与微积分学类似,在足够小的尺度下曲线可被看作为直线,曲线的奇异性可由直线的奇异性表示。图 5-9 所示为小波与曲波在曲线逼近方式上的比较[113]。

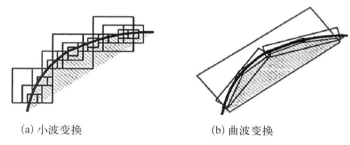

(a) 小波变换　　　　　　　　(b) 曲波变换

图 5-9　曲线的小波变换及曲波变换

由图 5-10(a)可以看出,由一维小波张成的二维小波基的支撑区间是正方形的,在不同的分辨率下,相应的支撑区间为不同尺寸大小的正方形。二维小波变换逼近奇异曲线,最终表现为用"点"来逼近线的过程。当尺度变细时,将出现大量不可忽略的非零小波系数,最终表现为不能稀疏地表示原函数。由图 5-10(b)可知,曲波变换基的支撑区间是"矩形"的,它充分利用了原函数的几何正则性,具有各向异性,能够用更少的系数来逼近奇异曲线。

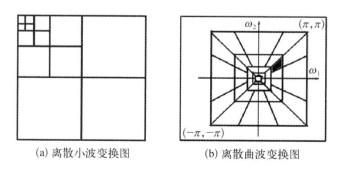

(a) 离散小波变换图　　　　　　(b) 离散曲波变换图

图 5-10　曲波变换对频率面的划分

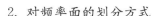

2. 对频率面的划分方式

由图 5-10 可以看出,小波系数只能反映空间边缘的水平、垂直和对角方向信息,并没有对其他方向非特殊方向的信息加以区分。曲波变换具有很强的方向性,能提供的方向信息更为丰富,不仅能提供小波系数所有方向的信息,而且还能提供多种非特殊方向的信息。

3. 非下采样的曲波和小波变换在图像融合处理中的比较

(1) 小波变换在图像融合处理中的缺陷

在传统的医学图像融合中,小波变换的融合方法占主导地位。小波变换是一种多分辨率分析,可以将图像分解成为一个最低分辨率层逼近和不同尺度不同方向的细节。对于一位分段连续信号,小波变换能很好地进行分析,已被广泛地应用于各种信号处理中。但它的四个缺点影响其在图像融合实际中的应用:

1) 小波在分析一维信号时所具有的优越性并不能简单地推广到二维或更高维。由于一维小波张成的可分离小波基只有有限个方向,不能很好地表示含有线或面奇异特征的二维图像。

2) 小波变换的平移敏感性。传统的离散小波变换不是平移不变的,输入信号的平移会导致小波系数产生不可预知的变换。小波变换平移不变性的可通过系数的冗余表示来实现。

3) 实数小波分析缺乏用于准确描述非平稳信号的相位信息,小波系数相位信息的获取可通过复数小波变换来实现。

4) 二维可分离实数小波方向分辨率较差,小波变换各个子带的频谱分布特点导致小波变换方向分辨率差,图像在反变换后会出现振铃现象。它不能充分利用数据本身特有的几何特征,不能有效地捕捉图像的轮廓信息,信息的损失也较为严重。

(2) 基于非下采样曲波变换的优点

曲波变换是小波变换的延拓,比小波变换能更好地表现边缘特征,更适合进行多尺度的边缘处理。它仅需使用少量的系数就能有效地表示平滑轮廓,而平滑轮廓正是图像的重要特征。基于非下采样曲波变换图像融合具有以下优点[114]:

1)一般情况下,图像的边缘在不同大小的尺度范围内存在,任何尺度的图像都能清晰地反映图像中所有的特征和细节信息。在较大的尺度上,较大的特征是可见的,而细节信息通常无法显示;相反,在较小的尺度上,细节信息变得可见而较大的特征则变得不可见。图像的非下采样曲波分解是多尺度、多分辨率的,能对图像按照分辨率从粗到细进行连续逼近;同时,它的多分辨率分解具有"方向性",能够提供足够多的方向性,并能在不同尺度上对不同大小和方向的边缘和细节进行融合处理。

2)非下采样曲波变换可以将融合图像分解到一系列频率通道上,相应的融合操作是在不同的频率通道上分别进行的,更加符合人眼睛视网膜的成像规律,融合后的图像具有更好的视觉效果。

3)对参与融合的源图像进行非下采样曲波变换分解后,能取得更好的融合效果并突出重要的特征信息,在进行融合时,不同频率分量、不同分解层和不同方向均可采用不同的融合规则进行融合;此外,同一分解层不同局部区域也可采用不同的融合算子,这样可充分挖掘图像中的互补及冗余信息,有针对性地突出感兴趣的细节信息。

4)非下采样曲波变换的各尺度子图像与源图像的大小相同,具有非常良好的平移不变性,可有效避免振铃和吉布斯现象。

5.3.3 算法流程及步骤

本书所使用非下采样曲波变换的图像基本框架如图5-11所示,本书所使用融合算法流程如图5-12所示。

对经预处理后的两幅医学源图像,设 F 为融合后的图像,算法的基本步骤如下:

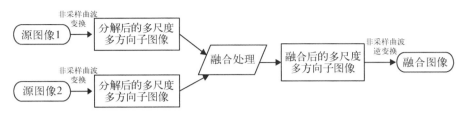

图 5‑11　基于非下采样曲波变换的医学图像融合流程

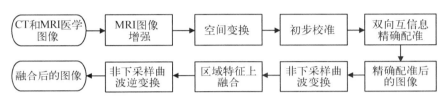

图 5‑12　CT 和 MRI 医学图像融合流程

（1）对输入的两幅图像按照第 3 章定义的配准度量,运用第 4 章中提出的基于改进遗传算法的混合寻优配准方法进行几何配准,得到配准后的图像;

（2）对两幅图像分别进行多级多方向非下采样曲波变换,对得到的变换系数按照不同规则对高频和低频子带系数进行融合处理,最终得到融合图像对应的分解系数。

由于 CT 和 MRI 成像原理的不同,CT 图像的灰度范围通常比较宽,像素值中有负数,而 MRI 图像的灰度范围较窄,灰度值通常为非负数。针对两类断层图像的上述特点,本书使用图像区域特征来进行融合。所用的融合规则如下:

1）低频分量

由于 CT 和 MRI 图像配准中局部区域经常存在差异较大的情况,如采用普通的基于像素的融合方法往往会降低融合图像的对比度。因此,对于低频系数,本书提出使用基于局部能量和局部方差的融合策略,局部能量与局部方差的定义如下:

$$E_k(x, y) = \frac{1}{m \times n} \sum_{i=-(m-1)/2}^{(m-1)/2} \sum_{j=-(n-1)/2}^{(n-1)/2} I_k^2(x+i, y+j) \quad (5-21)$$

$$\sigma_k(x, y) = \frac{1}{m \times n} \sum_{i=-(m-1)/2}^{(m-1)/2} \sum_{j=-(n-1)/2}^{(n-1)/2} \left[I_k(x+i, y+j) - \overline{I_k}(x, y) \right]^2$$

$$(5-22)$$

其中,$E_k(x, y)$表示包含点(x, y)局部低频系数能量和方差,$\overline{I_k}(x, y)$为局域低频系数均值。局部方差反映了该局部区域内图像灰度变换的剧烈程度和图像的清晰度。

若 CT 图像在点(x, y)的局域能量远高于 MR 图像的能量均值,将 CT 图像在该点的低频子带系数作为融合图像的低频子带系数;否则,按照 $\sigma_k(x, y)$值选择低频子带系数,选择 $\sigma_k(x, y)$较大的子带系数作为融合图像的低频子带系数。低频分量的融合策略归纳如下:

$$L(F_k(x, y)) = \begin{cases} L(I_k^{\mathrm{CT}}(x, y)) & E_k^{\mathrm{CT}}(x, y) El_k^{\mathrm{CT}}(x, y > 3) \\ L(I_k^{\mathrm{CT}}(x, y)) & E_k^{\mathrm{CT}}(x, y) El_k^{\mathrm{CT}}(x, y \leqslant \sigma_k^3 \text{ 且 } x, y \geqslant \sigma_k^{\mathrm{MRI}}) xy(\\ L(I_k^{\mathrm{MRI}}(x, y)) & E_k^{\mathrm{CT}}(x, y) El_k^{\mathrm{CT}}(x, y \leqslant \sigma_k^3 \text{ 且 } x, y < \sigma_k^{\mathrm{MRI}}) x(y, \end{cases}$$

$$(5-23)$$

2) 高频分量

对于高频分量,本书采用均方差融合规则,设待融合的高频系数分别为 $H_k(I^{CT}(x, y))$ 和 $H_k(I^{MRI}(x, y))$,相应的区域方差为 $\sigma_k(I^{CT}(x, y))$ 和 $\sigma_k(I^{MRI}(x, y))$,融合后的高频系数为 $H_k(F(x, y))$。

$$H_k(F(x, y)) = \left\{ \begin{array}{l} H_k(I^{\mathrm{CT}}(x, y)) \sigma_k(I^{\mathrm{CT}}(x, y)) \geqslant \sigma_k(I^{\mathrm{MRI}}(x, y)) \\ H_k(I^{\mathrm{MRI}}(x, y)) \sigma_k(I^{\mathrm{CT}}(x, y)) < \sigma_k(I^{\mathrm{MRI}}(x, y)) \end{array} \right\}$$

$$(5-24)$$

(3) 对融合后的系数进行非下采样曲波逆变换,得到的重构图像为融合图像。

5.3.4　仿真与结果分析

为验证本书所提出融合算法的效果,选取同一个人下颌骨系统的两组 CT 和 MRI 图像进行融合实验。图像的大小为 $512×512$,CT 图像的灰度值范围为 $[-2\,000,3\,048]$,MRI 图像的灰度范围为 $[0,497]$。图 5-13 和图 5-14 所示为相应的实验结果,表 5-1 和表 5-2 给出了融合图像的各种评价指标数据。

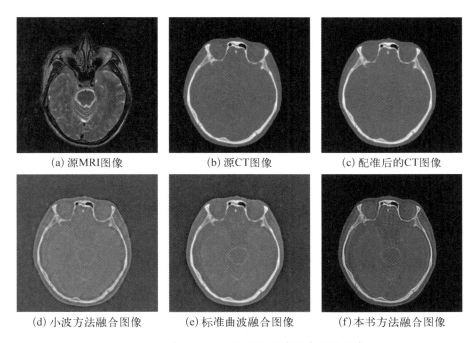

(a) 源MRI图像　　　　　(b) 源CT图像　　　　　(c) 配准后的CT图像

(d) 小波方法融合图像　　(e) 标准曲波融合图像　　(f) 本书方法融合图像

图 5-13　第一组 CT 和 MRI 图像融合实验图像

在以上对比实验中,从视觉效果来看,基于小波变换方法融合后的图像较差。本书算法的融合图像具有较理想的融合效果,不但继承了 CT 图像中的骨骼组织,而且较好地保留了 MRI 图像中的软组织。融合图像的边缘细节突出,相对于小波和标准曲波变换算法,本书算法的融合图像更为平滑自然。

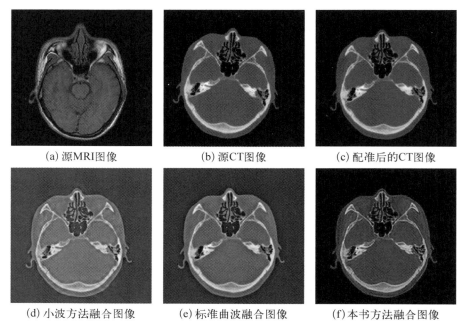

(a) 源MRI图像　　　　　(b) 源CT图像　　　　　(c) 配准后的CT图像

(d) 小波方法融合图像　　(e) 标准曲波融合图像　　(f) 本书方法融合图像

图 5-14　第二组 CT 和 MRI 图像融合实验图像

表 5-1　第一组 CT 和 MRI 图像的融合结果客观评价

方　　法	熵　值	PSNR	互信息	相对熵	相关系数	清晰度
小波方法	0.725 6	156.668 5	1.049 6	0.217 7	0.460 3	17.317 7
标准曲波方法	2.816 8	157.648 9	1.051 7	$2.735\ 9 \times 10^{-4}$	0.420 7	20.286 3
本书方法	3. 496 3	160.285 6	1.084 2	$1.558\ 2 \times 10^{-4}$	0.493 7	20.841 9

表 5-2　第二组 CT 和 MRI 图像的融合结果客观评价

方　　法	熵　值	PSNR	互信息	相对熵	相关系数	清晰度
小波方法	0.843 3	159.725 8	1.009 1	0.260 9	0.998 6	25.539 7
标准曲波方法	3.402 2	163.106 2	1.010 4	$2.411\ 0 \times 10^{-4}$	1.103 2	30.456 6
本书方法	3.496 3	164.349 6	1.084 2	$8.191\ 5 \times 10^{-5}$	1.206 0	31.118 0

　　通过表 5-1 和表 5-2 融合图像多种评价指标的比较可以看出,小波变换方法对应的融合图像信息熵值较小,表明该方法在图像融合过程中的

信息损失较为严重。同时,基于小波变换的融合算法融合后的图像相对熵较大,说明它与源图像间的差异越大,从源图像中提取信息的能力较差,融合效果差。运用基于标准曲波和本书提出的融合算法融合后的图像熵值和相对熵值都相对较小,说明融合图像与源图像的相似性较好且图像中重要信息均保持得比较好,满足了信息互补的融合要求。本书方法的各项评价指标均优于标准曲波变换方法,表明本书方法比标准曲波变换方法能取得更好的融合效果。

5.4　小　　结

本章主要论述了 CT 和 MRI 医学图像的融合算法,首先介绍了图像融合算法的层次和分类以及常用的图像融合规则和融合效果的评价指标。接着系统阐述了曲波变换和非下采样曲波变换的基本理论,包括曲波变换的结构、特性和滤波器组的设计。非下采样曲波变换具有空间和频率的局域性,可将图像的高频部分和低频部分分离,利用曲波变换可将图像分解到不同的频域尺度层上,这样对图像的融合处理是在不同的频域通道上分别进行的。它继承了小波变换的优良特性,具有多尺度、多方向和平移不变性,能对图像进行稀疏表示,而且变换后图像的能量更为集中,并能有效捕捉图像中的几何特征,在避免引入虚假信息的同时为图像融合提供更多的图像信息。由于人眼视网膜是在不同频域通道中进行处理的,将非下采样曲波变换应用到图像融合领域,可以形成多分辨率俱佳的融合图像。

本章针对 CT 和 MRI 医学图像的融合,结合两种图像各自的成像特性,提出了基于非下采样曲波变换并运用基于区域特征的不同策略来对低频方向子带和高频方向子带进行融合的医学图像融合方法。下颌骨系统

CT 和 MRI 医学图像的融合实验结果表明，与基于小波变换和基本曲波变换的多尺度图像融合方法相比，本书提出的基于非下采样曲波变换的融合方法有效综合了两种断层图像的有效信息，可获得更好的融合性能和视觉效果。

第6章

下颌骨系统三维重建及可视化研究

在将下颌骨系统 CT 和 MRI 医学图像融合后,下一步是对其进行三维重建和可视化操作,以显示出下颌骨系统的真实结构。人体组织和器官的三维成像技术在现代临床医学中起着越来越重要的作用,将断层图像在计算机中重建为三维图像,可形象逼真地显示人体器官的立体视图。通过人机交互,医生可以方便地对重建的图像进行操作,更充分地了解病灶的性质及其周围组织的三维结构,帮助他们更加直观、迅速和准确地诊断病变。

本章首先对医学图像三维重建方法进行分析,介绍了典型的面绘制和体绘制方法,并将两类方法进行了比较。针对面绘制中步进立方体方法和移动四面体方法的不足,提出了一种基于边界点连接的面绘制方法。接着对可视化开发工具 VTK 及相应的绘制过程进行了介绍,在此基础上运用 VTK 提供的绘制功能对下颌骨系统的医学图像进行了三维重建和可视化,并对下颌骨的运动进行了模拟。

计算机断层(CT)图像、磁共振成像(MRI)以及超声等成像设备的研制成功并投入使用,给疾病的检查与诊断带来了革命性的变革,这些成像系统给医生提供了丰富的组织、器官的断层图像。但是,MRI 或 CT 设备最终输出的数据是患者组织的平行截面灰度图像序列,医生观察到的只是二维断层图像信息并且只能以固定的方式对图像进行观察,医生主要依据的是图像的定性分析,这对医生的读片经验要求较高。

三维重建主要根据组织的二维连续切片图像在量化过程中被赋予的相应信息及变换,按照其空间位置确定它们之间的连接关系,通过排列而组成物体的三维数据,利用计算机图像处理技术在二维平面上直观形象地显示出具有生动性和立体感的三维图像。近年来,随着计算机技术的不断发展并渗透到医学领域,医学图像三维重建技术因在辅助医学诊断与治疗等方面具有特殊的应用,已逐渐成为一门具有特色的交叉学科,受到广大医务人员和计算机领域科研人员的重视。不少研究人员一直致力于生物组织连续切片的三维重建和显示工作,进一步探索二维切片图像的三维重建理论和提高重建速度,改善显示效果和扩大应用领域。三维重建技术在阐明生物组织结构与生理功能之间的关系以及在比较解剖学、形态学、生物力学等领域的研究中有着重要的意义。

医学可视化技术是运用计算机图形学、图像处理、计算机视觉等方法,将医学等数据信息转换为直观的图形图像并在计算机显示的方法。由于组织器官的三维信息在医学诊断治疗等许多临床上具有的特殊应用价值,三维医学图像的可视化技术日益引起人们的关注。此外,医学数字影像与传输标准 DICOM3.0 的推出以及近年来计算机技术和网络技术的迅速发展,都为三维医学图像的可视化技术的实现和应用创造了条件。

6.1　医学图像三维重建方法分析

与其他体数据不同,医学体数据具有以下特点:

首先,由成像机理不同的医学成像设备输出的体数据中,体素强度与组织成分的对应关系是不同的。即使是同一成像设备输出的数据,由于成像参数选择的不同,组织之间的对比度关系也会不同。医学体数据所呈现出复杂性和多样性,直接影响着可视化方法的选择与算法参数的设置。

其次,医学体数据通常是包含噪声的,需要预先进行处理。

最后,医学体数据规模往往非常大。这样庞大的数据不但要占用很大的存储空间,而且在三维重建过程中的计算量非常可观,它们是造成医学体数据三维可视化计算速度不理想最为突出的因素,这方面还有待于进一步深入地研究。

具有一定分辨率的医学体数据是一个基于规则网络的标量数据场,对于这类数据的三维可视化,通常可根据绘制过程中数据描述方法的不同而分为两大类:一类称为面绘制方法;另一类称为体绘制方法。

6.1.1　医学图像面绘制技术及特点

基于面绘制的医学三维重建,在目标区域内通过构造等值面来表达对应组织或器官的三维模型。等值面构造是从体数据中恢复物体三维描述的常用方法,空间区域中所有具有某一相同值的点的集合称为等值面。由于不同物质具有不同的物理属性,可以选择适当的值来定义等值面,它表示不同组织的交界。

面绘制方法主要基于二维图像边缘或轮廓线提取,它是一种从三维数据场中抽取有意义和直观信息的重要手段,依据的原理是:医生感兴趣的特征常常只包含在原始体数据中很小的一部分,通过识别含有特征的单元,并用一组面片来近似表示它们。其基本思想是:首先由三维空间数据场构造出几何图元(如曲面、平面),通过几何单元拼接拟合物体表面来描述物体的三维结构,并借助传统图形学及硬件来实现[115]。面绘制技术有许多应用,在医学成像中,特殊解剖结构可用等值面表示,也可使用等值面产生算法抽取各种人体组织。

面绘制方法可分为边界轮廓线表示和基于体素的曲面表示两类。基于表面轮廓的三角剖分方法,用三角形或多边形的小平面或曲面在相邻的边界轮廓线间填充形成物体的表面,得到的是分片光滑的曲面。Lin 采用从轮廓线出发的 B 样条插值重建算法,得到了整体光滑的表面[116];Lorenesen[117] 提出的 Marching Cube 算法是一种非常典型的基于体素的表面重建方法。常见的面绘制方法有以下几种:

(1) 面跟踪算法:这种方法利用了相邻单元等值面之间的相关性,将某个包含等值面的单元作为种子,根据单元某个面可能有向外伸展的等值面,用一定的连接规则形成其余面。这种方法可以充分减少数据场的访问单元,加快等值面的绘制速度。

(2) 立体沟纹模型:这种方法将整个单元看成是由同一物质构成,并用同一色彩的 6 个面来绘制一个不透明的单元。这种方法简单、快捷,但是画面粗糙,存在明显的马赛克效果,不能很好地显示对象的细节。

(3) 步进立方体方法:这种方法在由二维图像序列构成的三维数据场中,在相邻的两层图像上各取四个像素点组成一个规则的立方体,立方体的顶点称为角点,这些单元立方体看成是由各向同性的物质构成。

这种方法绘制的基本过程为:体素遍历→得到等值面片→拼接拟合等值面。首先确定一个表面阈值,计算每个像素的梯度值,并与表面阈值进行比较,进而判断一个单元内有无与阈值相等的面通过,以此为依据分类出与等值面相交的立方体。步进立方体方法构造一个体素角点与体素三角剖分的对应关系查找表。根据体素角点的状态确定内部等值面的三角剖分模式,通过将交点按照对应的方式连接得到等值面的近似三角网格。其巧妙之处在于它把离散的数据场表示转换为等值面的逼真表示,利用成熟的计算机图形学技术及现有硬件加速技术完成等值面的表示。目前,步进立方体方法已成为三维数据场面绘制的标准方法,它具有简单、易实现、图像质量较高等优点。但是,MC 算法在等值点的连接时存在二义性。图 6-1 中所示的面上四个等值点存在两种可能连接方式,这样的面称为二义面。通常二义性只发生在一个面上一条对角线的两端点大于阈值,而另一条对角线的两端点小于阈值的情况。

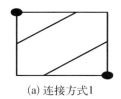　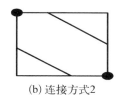

(a) 连接方式1　　　　　　　(b) 连接方式2

图 6-1　同一个面的两种连接

由于存在二义性,该算法不能保证三角面片所构成的等值面的拓扑一致性。如图 6-2 所示的两种模式组合,图 6-2(a)所示为原始状态,图 6-2(b)所示为顶点状态的反转。图 6-3 所示为两种状态堆叠后的结果。

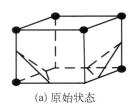　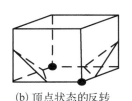　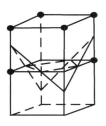

(a) 原始状态　　　　(b) 顶点状态的反转

图 6-2　原始状态及其顶点状态的反转　　**图 6-3　两种状态的堆叠**

图 6-3 中两个立方体共用的二义面采用不同的连接方式,造成等值面上出现空洞。另外,步进立方体方法会产生大量的三角面片,导致绘制的速度慢且易产生绘制信息的丢失。

(4) 移动四面体法:该方法是在步进立方体方法的基础上,将立方体剖分成四面体,然后在四面体中构造等值面[118],图 6-4 所示是应用四面体法的五种构型。

图 6-4　移动四面体方法的五种构型

进行四面体剖分后,等值面在四面体中的剖分模式减少,算法实现简单,构造的等值面精度更高,并可有效解决步进立方体方法的二义性问题。但是,该算法产生比步进立方体方法多得多的三角面片。

在给定适当阈值时,由面绘制方法抽取等值面得到的三维表面模型,得到的三角面片的数量是非常大的,这对计算机的存储容量、处理速度和传输效率等都提出了很高的要求,有必要对重建的表面模型进行简化处理,在保证视觉效果的前提下,尽量较少模型三角面片的数量,提高交互的绘制速度。学者们在这方面进行了深入的研究,提出多种简化算法,主要有以下几类:

(1)顶点聚类法

这类算法首先用一个包围盒将原始三维模型包围起来,然后通过空间划分将包围盒分为若干个区域。这样,原始模型的所有顶点就分别落在这些区域内,将区域内的顶点合并为一个新顶点,再根据原始三维网络的拓扑关系对这些新顶点进行三角化,就得到简化模型。

(2)区域合并法

这种方法先选择一个三角片为种子面,然后根据一定的准则将周围的面合并起来形成一个更大的超面,再将超面的边界拉直,并对其重新三角化,从而达到面片简化的目的。

(3)重新布点法

这种方法先将由用户指定数目的顶点根据各个三角面片的面积大小

分在模型表面上，再根据模型表面上顶点之间的斥力使顶点在表面上的分布更均匀，然后将模型上的原始顶点与新加入的顶点混合在一起进行三角剖分，最后将原始顶点一个个删去，并及时地对删除顶点所造成的空洞进行三角化。

（4）逐步求精法

逐步求精法首先给出一个原始网格的逼近网格，然后逐步增加细节，并重新进行局部三角化，直到近似模型达到用户满意的精度为止，它包括贪婪插入法和层次法。

（5）小波分解算法

基于小波变换的多分辨率模型使用了带有修正项的基本网络，修正项为小波系数，用来表示模型在不同分辨率情况下的细节特征。算法分为分割、参数化、重采样三个主要步骤。这种算法可以处理任意拓扑结构的网络，而且可以提供有界误差、紧凑的多分辨率表示。

（6）几何元素删除法

几何元素删除法的特点是以几何元素为前提删除对模型几何特征影响相对较小的几何图元，包括顶点删除法、边折叠法、三角形简化方法等。

6.1.2　基于边界点连接的面绘制方法

移动四面体方法可有效规避步进立方体方法中存在的二义性，提高了绘制的精度，但是会导致剖分的三角面片数量有较大的增加，绘制的时间长。为了有效减小三角面片的数目、提高绘制的速度，同时考虑到在面绘制过程中常常需要对边界的像素点进行连接，本书提出使用如下的基于边界点连接的面绘制方法，算法中的三种等值点连接方式如图 6-5 所示。

算法步骤如下：

（1）令 $m=K$，$n=K+1$，$i=1$，$j=1$，取第 m 层和第 n 层图像作为目标图像。

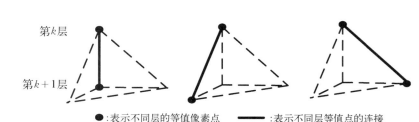

第k层

第$k+1$层

●：表示不同层的等值像素点　━━━：表示不同层等值点的连接

图 6 - 5　基于边界点连接方法的三种等值点连接方式

（2）计算图像的行数 row 和列数 col，并设置一个与图像相同大小的全零标记矩阵 $flag$。

（3）运用自适应阈值分割方法对两层图像进行阈值分割。

（4）对第 m 层的分割图像上值不为零的像素点，查看是否满足以下条件：

1）该点四邻域中有值为零的点也有值不为零的点。

2）第 n 层分割图像对应点的值也不为零。

3）第 n 层分割图像对应点的四邻域有值为零的点也有值不为零的点。

若上述三个条件都满足，则该点为边界点并将 $flag$ 矩阵对应位置设置为 1。

（5）若 $m>1$ 则转步骤（7），否则将第 n 层上所有值不为零的点的像素值设置为大于最大灰度值的常数 C。

（6）若 $i<row$ 且 $j<col$，则令 $j=j+1$ 后转步骤（7）；若 $i<row$ 且 $j=col$，令 $i=i+1$，$j=1$ 后转步骤（7）；若 $i=row$ 且 $j>col$，则转步骤（11）。

（7）对第 m 层像素点 $p_k(i,j)$，判断 $flag(i,j)$ 是否为 1；若是，则转步骤（8），否则转步骤（6）。

（8）取第 n 层的像素点 $p_{k+1}(i,j)$，判断其对应的像素值 $f_{k+1}(i,j)$ 是否为 C；若不是，则转步骤（9），否则，连接等值点 $p_k(i,j)$ 和 $p_{k+1}(i,j)$。

（9）取第 n 层的像素点 $p_{k+1}(i+1,j)$，判断其对应的像素值 $f_{k+1}(i+1,$

j)是否为 C,若不是,则转步骤(10),否则,连接等值点 $p_k(i, j)$ 和 $p_{k+1}(i+1, j)$。

（10）取第 n 层的像素点 $p_{k+1}(i, j+1)$,判断其对应的像素值 $f_{k+1}(i+1, j)$ 是否为 C,若不是,转步骤(6),否则,连接等值点 $p_k(i, j)$ 和 $p_{k+1}(i+1, j)$ 后转步骤(6)。

（11）当前两层图像的等值点连接完毕,判断 $K+1$ 是否小于图像的最大层数,若是,则设置 $K=K+1$ 后转步骤(1),否则,算法执行结束。

对输入的医学图像,首先使用上述算法进行边界点的连接,接着对划分的网格进行简化去除其中的冗余网格,再进行面绘制,绘制流程如图 6-6 所示。

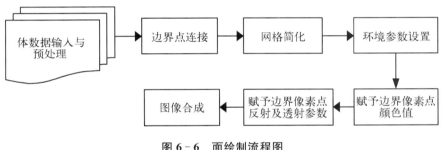

图 6-6　面绘制流程图

6.1.3　医学图像体绘制典型方法分析

在显示世界中,有许多场景不能用简单的面来表示。面绘制技术在这种情况下就不能使用,体绘制方法不生成中间几何元素,而是直接将数据进行整体的生成[119]。这样不同的内容可以在一幅图像中同时进行显示,便于对数据场进行全面综合的分析和研究,更有效地帮助研究者们理解数据中有趣的信息。近年来,体绘制技术已成为三维数据场可视化的一种重要方法。

随着技术的发展,成像设备 CT、MR 和 PET 等生成图像的精度越来越高。因此,可以对体数据直接绘制,重构出更加细腻的三维图像。医学图像的三维重建,不仅能够重构出组织的三维表面,利用体绘制技术还可以显示出相应的内部结构,更适合于临床应用。近年来,体绘制方法以其在体数据处理及特征信息表示方面的优势,越来越受到重视,已被广泛应用于医学图像处理领域[120]。

体绘制方法成像的基本过程如下:

根据一些数据特征,将数据场中的数据进行分类并构造出理想化的物理模型;

根据成像的需要,给各类物质赋予一定的色彩和透明度,并沿着视线观察的方向积分;

由体绘制的光学模型,运用色彩合成算子为某个像素进行色彩累积计算,最后在像平面上形成半透明的投影图像[121]。在此过程中,还涉及数据值的插值和体元排序等操作。

目前,体绘制的研究趋于多样化,主要表现在以下两个方面:一是人们开始对高维、无结构、非规则的或向量体数据的可视化问题进行了研究;二是人们开始设计体绘制并行算法,利用并行计算强大的处理能力来解决体绘制算法速度慢的问题。同时,体绘制专用硬件系统也在紧张的研究过程中。

下面介绍体绘制中常用的方法。

（1）光线投射法

光线投射法是一种非常典型的物体空间序方法,基本思想是从图像平面的每个像素都沿着视线方向发出一条射线,这条射线穿过三维数据场;沿这条射线选择若干个等距采样点,对距离某一采样点最近的 8 个体素的颜色值及不透明度值做三线性插值,按像空间坐标顺序将体数据沿视线方向进行重采样滤波,沿着从像平面上的某个像素出发的视线向后追溯体素进行累积,求出该采样点的不透明度值及颜色值[122-123]。光线投射法的结构如图 6-7 所示。

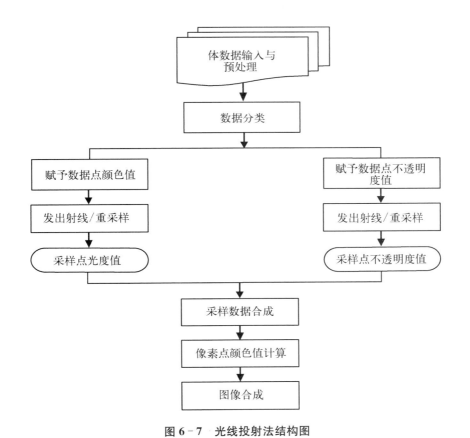

图 6-7　光线投射法结构图

由于该方法考虑了数据场中所有体素对图像的贡献,利用了尽可能多的原始信息,能生成较真实、较高质量的图像。就目前来看,随着计算机技术的发展和算法的不断改进,光线投射法的绘制能力也在不断提高。

(2) 溅射方法

溅射方式是一种以物体空间为序的直接体绘制方法,该方法将体数据表示为一个由重构核构成的矩阵,然后根据一个预先计算,存储沿视线方向对重构核积分的足迹表,将体数据转换到图像空间,最后合成图像[124]。该方法把数据场中的每个体素看作一个能量源,当每个体素投向图像平面时,用以体素的投影为中心的重建核将体素的能量扩散到图

像像素上。它模仿了能量由中心向四周扩散的过程,撞击中心对图像的
贡献最大,而随离撞击中心距离的增加贡献减少,如同雪球抛掷到墙面形
成扩散状溅射痕迹的现象,故又称为抛雪球法[125]。溅射方法的流程图
如图 6‑8 所示。

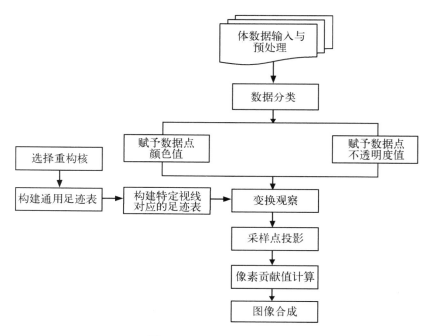

图 6‑8 溅射方法流程图

溅射方法的优点是能够按照体数据存储顺序来存取对象,同时只有与
图像相关的体素才被投射和显示,这样可以大大减小体数据的存储量,算
法更适合进行并行操作。但是,该算法按从后向前合成溅射时,不能精确
地确定隐藏背景物体的可见性。这样,隐藏背景物体的色彩可能会扩散到
结果图像,而使得结果图像出现发光面震荡现象。在透射投影中,这种变
换更是因每一个像素的不同而产生不同的效果。此外,在选择重构函数
时,需要避免由于选择不当而到相邻体素投影到像平面上产生间隙或过分
重叠。

（3）剪切-变形法

剪切-变形算法的基本原理是将三维视觉变换分解成三维剪切变换和二维的变形变换,体数据按照剪切变换矩阵进行剪切,投影到剪切空间形成一个中间图像,然后由中间图像经变形生成最后的图像[126]。其过程主要分为以下三步:

1）将体数据变换到错切后的物体空间,并对每一层数据重采样;

2）按照从前向后的顺序将体数据投射到二维中间图形平面;

3）通过变形变换,将中间图像投射到像空间产生最终的图像。

剪切-变形算法的优点是对体数据进行的中间转换,因为对剪切体数据的重采样远比直接体数据进行重采样快捷而且有效,这为快速实现体绘制奠定了基础。剪切-变形方法也有一些不尽如人意的缺点:首先扫描线重采样和图像的重采样仅限于二维,因而非常容易出现变形和走样;另外,为了从任意方向有效地访问体数据,需要保留三个方向上的体数据副本,即使进行了压缩储存,也需要占用大量的内存。

（4）基于硬件的三维纹理映射

这种方法首先将体数据作为三维纹理图像,装入纹理内存,然后将体数据内容定义一系列多边形采样物体的纹理,再通过查找表将采样得到的数据转换为相应的颜色值及不透明度值,这样就可以按照从后向前的顺序进行图像合成,投影到视平面而形成最后的图像。

目前,这种方案已被推广应用到具有明暗处理的体绘制中,但所生成的明暗效果有所欠缺,且只有高档的图形工作站才配有其所需的昂贵的三维纹理映射硬件。另一方面大量的体数据块需要和有限的纹理内存进行交换操作,限制了该算法的有效应用。随着高级图形学硬件的发展,体绘制可以使用纹理映射在硬件上完成。但是,纹理技术在图像质量上有一定的限制,需要许多纹理内存。基于纹理映射的体绘制方法在中心区域能有效地处理纹理问题,但在中心区域之外会损失图像细节。

6.1.4　面绘制与体绘制方法的比较

面绘制技术把三维数据场的表示缩减为一种感兴趣的面抽取,再把离散的三维数据与多边形表示相联系,可以产生比较清晰的等值面图像,而且可以利用现有的图形图像处理硬件来实现绘制功能,绘制速度快,并可快速灵活地进行旋转和变换光照效果,适合于绘制表面特征分明的组织和器官。此外,由于面绘制过程中可以将原始数据以几何图元的形式加以保存,再次使用时可以只读取相应的几何图元而进行快速地显示。但是,面绘制方法不能完整地反映数据场中包含的信息,需要对体数据进行分类,在处理复杂和边界模糊的人体组织时,经常出现分类上的错误,造成虚假的显示或在显示面上出现空洞。

体绘制方法以物体对光的吸收原理为理论基础,研究光线通过数据场时与体素或单元的相互关系,无须构造中间面,不需要对原始体数据进行精确地分割,而是对体数据进行直接处理,进而合成三维效果的图像,比较适合于绘制形状特征模糊不清的组织和器官。由于在体绘制方法中可以进行透明度的设置,通过对不同的组织和器官设置不同的透明度、阻光度和质地属性,能够看到数据场的内部结构,可区分不同组织并能逼真地显示其对应组织和器官的结构。

与面绘制方法相比,体绘制方法的主要优点是它可以用来自一个物体的表面和内部数据,而不仅仅受限于由阈值确定的等值面上的数据,这在医学可视化领域中有非常重大的意义。医学体数据场包含了许多组织,它们大小不一,并且大小各异的组织间的关系非常重要,一个简单的等值面通常难以描述组织的全部细节。但是,体绘制方法需要遍历体数据场中的所有数据,计算量大,图像生成的速度较慢、速度不如面绘制,并且不能任意地改变外部光照和视角的位置。同时,由于受到计算机硬件等条件的限制,体绘制的速度较慢,难以适应实时交互状态下的三维显示与应用场合。

面绘制方法和体绘制方法有各自的优缺点且二者所依据的原理有很大的差别,应根据具体的应用场合来选择适合的绘制方法。

6.2　VTK 特征及功能

6.2.1　VTK 技术特征

可视化开发工具(Visualization Toolkit,VTK)是美国 Kitware 公司利用面向对象编程技术设计和开发的一套免费的、源代码公开的软件工具包,是针对 2D/3D 图形图像的可视化用途设计的。工具包结构是 VTK 最显著的特点,它被设计成一个工具包而不是一个系统,使它能够嵌入到任何一种开发工具中,用户可对开发的全过程进行完整的控制,从而可以开发专业级的应用。VTK 的核心代码是用 C++实现的,在此基础上又用一些标准的程序设计语言进行了包装。这种层次结构使得开发人员能够选择自己熟悉的工具语言进行开发,而且这些语言都有自己的 GUI 开发支持。VTK 融合了三维计算机图形学、图像处理和可视化三大技术,包含了众多优秀的图像功能处理和图形生成算法,在科学研究和工程领域得到了广泛的应用,目前已成为一种流行的图像应用软件开发平台[127]。在图像处理和可视化方面,尤其是医学图像处理,具有其他软件包无法比拟的优点。

VTK 主要的技术特征如下:

(1)纯面向对象设计,大量的实现细节被隐藏在简单的结构之后;

(2)模块化设计,封装了目前许多优秀的三维数据场可视化算法,可方便地对数据集进行各种变换和操作,概念简单、易于学习;

（3）具有可移植性、可跨平台使用，并可在 Windows 或 Unix 系统中运行；

（4）支持 2D/3D 图形、可视化、图像处理、体绘制等；

（5）具有可扩充性，开发人员可对源代码进行修改或增加自己新类；

（6）支持高性能计算，使用分布式数据执行机制来实现数据的并行处理。

6.2.2　VTK 绘制过程

VTK 中采用流水线的机制对数据流进行管理，通过建立流水线将数据源、过滤和映射连接起来。其读入、处理、绘制和显示数据的一般过程如图 6-9 所示。

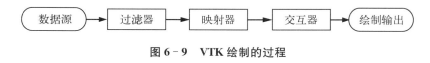

图 6-9　VTK 绘制的过程

数据源：vtkSource 是所有数据源的基类，其子类定义了数据源类型；

过滤器：vtkFilters 是接收数据源中的数据，进行各种不同的过滤处理。它是 VTK 的主要部件，由其基类派生出许多不同的子类，实现了许多图形学算法。

映射：vtkMapper 是所有映射类的基类，从过滤器接收数据，并把其映射为图形库中的基本图元，根据映射方式的不同，有多个继承子类。

VTK 最初是针对医学领域的应用而设计的，所以其在医学可视化方面具有强大的功能。它将在可视化的过程中经常遇到的细节屏蔽，并封装了一些常用的可视化算法，如面绘制中常用的步进立方体方法和体绘制中常用的光线投射算法封装成类的形式，在进行医学图像体绘制时可以直接使用 VTK 中已提供的相关类，并可通过接口将自己编写的算法与 VTK 结合实现三维可视化。

6.3　下颌骨系统的重建及可视化

由于下颌骨系统渐进性后缩患者多数在髁突位置发生病变,并且其相应的软组织和骨骼都会发生一定的病变。单一模态的图像只能反映某一方面的信息,往往很难显示出具体的病变情况,融合多模图像的信息并运用三维可视化技术,可以更为有效地显示该部位的具体结构,能帮助医生更直观地进行诊断和治疗。

本书用一名患者的分辨率为 512×512 的 20 幅连续下颌骨系统 CT 切片和 MRI 扫描图像进行三维重建,其中 CT 图像的灰度范围为 $-2\,000\sim3\,071$,MRI 的灰度范围为 $0\sim907$。在 VC++环境下,通过编写程序并使用 VTK,分别对 CT 医学图像及运用第 5 章中提出的基于非下采样曲波变换方法将对应的 CT 和 MRI 图像配准融合后得到的图像进行了三维重建。图 6‑10 和图 6‑11 所示分别为需重建图像组中的第一幅和最后一幅 CT 和 MRI 图像。

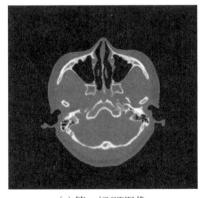 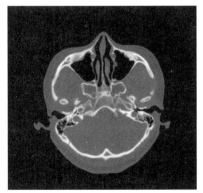

(a) 第一幅CT图像　　　　　(b) 最后一幅CT图像

图 6‑10　第一幅和最后一幅 CT 图像

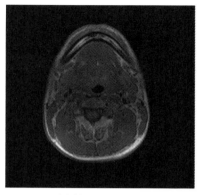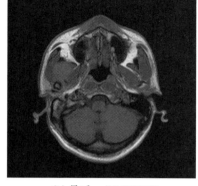

(a) 第一幅MRI图像　　　　　　　(b) 最后一幅MRI图像

图 6‑11　第一幅和最后一幅 MRI 图像

6.3.1　下颌骨系统的面绘制

　　面绘制过程中，采用本书提出的基于边界点连接的面绘制方法和基于小波变换三维模型简化方法，在简化过程中采用基于活动轮廓模型的网格分割方法。表 6‑1 是采用移动四面体方法和本书方法进行面绘制的三角网格数和绘制时间比较。图 6‑12 所示为利用 CT 图像得到的下颌骨系统模型，图 6‑13 所示为将 CT 和 MRI 医学图像进行配准和融合后得到的下颌骨系统模型。

表 6‑1　移动四面体方法与本书方法的比较

所 用 方 法	三角面片数量	绘制时间/s
移动四面体方法	17 522 485	12.9
本书方法	8 239 126	8.5

　　通过上述重建模型的比较可以看出，仅使用 CT 图像进行面绘制，重建后的下颌骨系统模型出现多处的孔隙，难以反映下颌骨的完整结构。而运用融合后图像进行面绘制后的模型具有较好的平滑性和完整性，能

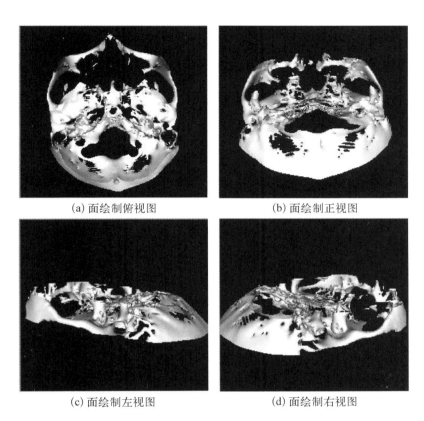

(a) 面绘制俯视图　　　　　　　　(b) 面绘制正视图

(c) 面绘制左视图　　　　　　　　(d) 面绘制右视图

图 6‐12　利用 CT 图像重建的下颌骨系统模型

较清晰地显示下颌骨系统的真实表面,有助于医生对下颌骨系统结构的认识。

6.3.2　下颌骨系统的体绘制

在下颌骨的体绘制过程中,使用的是光线投射法。图 6‐14 所示为利用 CT 图像进行体绘制后得到的下颌骨系统重建模型,图 6‐15 所示为将 CT 和 MRI 配准融合后得到的下颌骨系统重建模型。从模型的比较可以看出,使用融合后的图像进行体绘制,软组织的信息非常明显,真实地显示了下颌骨系统的结构。

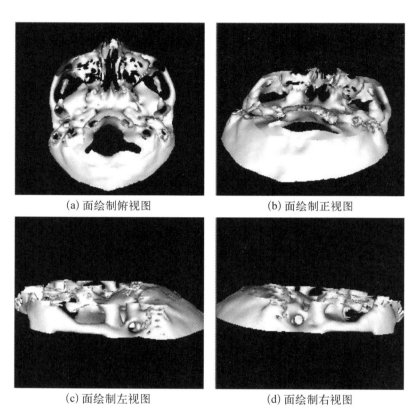

(a) 面绘制俯视图　　　　　　　　　(b) 面绘制正视图

(c) 面绘制左视图　　　　　　　　　(d) 面绘制右视图

图 6‑13　将 CT 和 MRI 配准融合后重建的下颌骨系统模型

6.3.3　下颌骨系统运动模拟

通过对重建后下颌骨的运动进行模拟,可更清晰地显示下颌骨的运动过程。对 99 组 CT 图像数据,以 9 组为步长,重建下颌骨的三维模型,对得到的 11 组图像数据进行动态链接来对下颌骨的运动进行模拟。图 6‑16 和图 6‑17 所示分别以左侧和右侧为视角,取其中一部分帧观察得到的下颌骨动态显示效果。左、右侧髁突的运动轨迹如图 6‑18 所示。

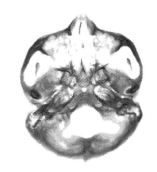

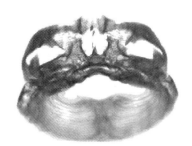

(a) 体绘制俯视图　　　　　　　　　　(b) 体绘制正视图

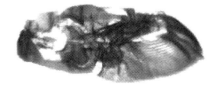

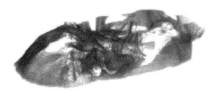

(c) 体绘制左视图　　　　　　　　　　(d) 体绘制右视图

图 6‑14　利用 CT 图像重建的下颌骨模型

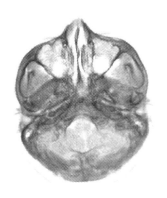

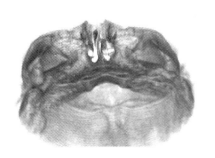

(a) 体绘制俯视图　　　　　　　　　　(b) 体绘制正视图

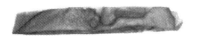

(c) 体绘制左视图　　　　　　　　　　(d) 体绘制右视图

图 6‑15　将 CT 和 MRI 配准融合后重建的下颌骨模型

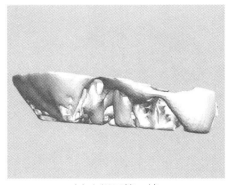

(a) 左视图第一帧

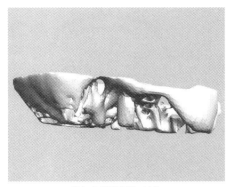

(b) 左视图第三帧

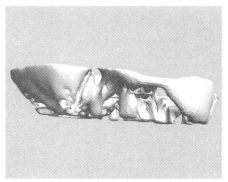

(c) 左视图第五帧

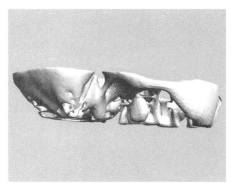

(d) 左视图第七帧

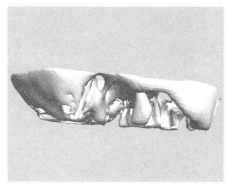

(e) 左视图第九帧

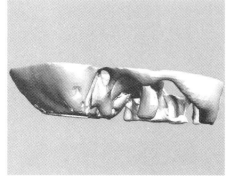

(f) 左视图第十一帧

图 6 - 16   左视角观察得到的下颌骨运动状态图

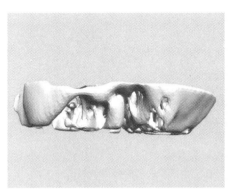

(a) 右视图第一帧

(b) 右视图第三帧

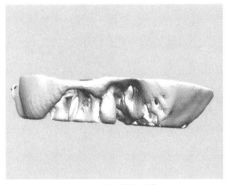

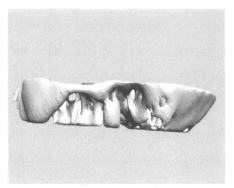

(c) 右视图第五帧

(d) 右视图第七帧

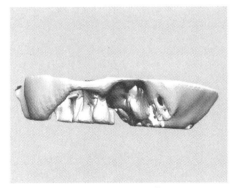

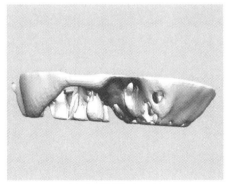

(e) 右视图第九帧

(f) 右视图第十一帧

图 6 - 17　右视角观察得到的下颌骨运动状态图

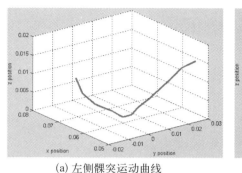
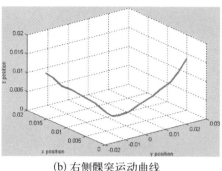

(a) 左侧髁突运动曲线　　　　　　　　(b) 右侧髁突运动曲线

图 6-18　左、右侧髁突的运动轨迹

6.4　小　　结

  本章首先介绍了医学图像三维重建的面绘制的典型方法,分析了面绘制方法中的步进立方体方法中存在的二义性和移动四面体方法中剖分三角形过多的不足,在此基础上提出了一种基于边界点连接的面体绘制方法。其次,介绍了体绘制中的常用方法,并将体绘制和面绘制方法进行了比较。再次,介绍了可视化开发工具 VTK 的功能和绘制过程。接着,在 Visual C++环境下运用基于边界点连接和基于活动轮廓的网格分割方法及 VTK 提供的功能对下颌骨系统进行了三维重建,实现了下颌骨系统的可视化。实验结果表明,本书提出的基于边界点连接的方法能减少剖分时三角面片的数量,有效地提高了绘制的速度。最后,将 99 组 CT 图像重建后以 9 组为步长,对下颌骨系统的运动进行了模拟,并绘制了左、右侧髁突的运动轨迹。

第 *7* 章

下颌骨系统有限元模型受力分析研究

　　作为人体最复杂和最精细的关节之一,下颌骨系统具有灵活和负重的特点。深入分析下颌骨系统的受力状况,了解髁突在下颌骨承受机械负荷中所发挥的作用,研究下颌骨系统的生物力学特性一直是口腔医学专业的研究焦点。本章运用 CT 图像和三维有限元分析方法,从生物力学角度来研究下颌骨系统的受力机制,通过医学三维建模软件 Mimics 重建下颌骨系统的三维模型,并利用有限元分析软件 ANSYS 进行力学分析。根据有限元分析的数据结果,得到受力情况下颌骨系统表面的主应力和应变分布,初步探索下颌发生渐进性后缩的原因,为医学上相关领域的研究提供一定的理论依据。

　　长期以来,口腔医学的应力研究多采用实验应力分析方法,如电测法、光弹法、碎漆法、试件测试等。这些方法既有各自的优点,又存在着明显的不足。如电测法能得到精确数值,但只能测定电阻应变片所在的几个有限部位的应力,且不直观;光弹法虽能得到直观的图像,但定量分析的计算非常困难,且保证模型相似与加载相似也较困难;碎漆法仅能观察表面的应力状况;而试件测试只能用于某些特殊情况。过去,由于方法和手段的限制,对下颌骨系统的生物力学行为的认识一直未取得令人满意的成果。

有限元方法是机械工程领域中广泛使用的一种运用计算机求解数学物理问题的有效计算方法。这一方法的理论基础牢固、严密、解题效率高,经过数十年的发展,已经成为各类工程技术问题的有效解决途径。作为一种先进有效、方便实用的数值方法,1974 年,有限元方法开始在口腔医学研究中得到应用。有限元分析法自被引入口腔医学领域以来,在颌面外科学、正畸、口腔修复学等领域的生物力学研究中得到了广泛的应用[128]。

7.1 有限元方法应用于下颌骨系统分析的原理

三维有限元法是生物力学的常用研究方法,它将待分析的连续实体离散成为有限个单元,以各单元的结合代替原来连续体,并逐个研究每个单元的力学性质,建立单元的刚度方程,然后给定载荷条件并将其代入总体刚度方程,得到单元所有节点的位移,并据此计算单元的内力和应力。它可以准确地表达复杂的几何形状,可在同一个模型上对不同性质的材料进行力学分析,并可进行复杂载荷条件下的应力分析,对应力的内部状态及其力学性能测量测定的表示性能好。

7.1.1 与有限元分析相关的概念

在下颌骨系统有限元分析中会涉及一些相关的概念,常见的概念如下:

(1)节点和单元

下颌骨系统是一个连续的生物体,将其线或面分割成许多小单元的过程,称为离散化,连接线或面的点称为节点。单元有多种形态,如三角形单元、四面体单元等。单元的边界可以是直线或平面,也可以是曲线或曲面。节点可以是解剖标志点,也可以是附加点。单元的编号是任意的,但单元节点的编号通常是按逆时针方向排列的。

（2）节点力和节点载荷

相邻单元之间的节点间的相互作用力即为节点力。作用在节点上的载荷包括外载荷和节点载荷,其中外载荷包括集中力和分布力等。当单元施加了外载荷后,施加在单元上的节点载荷包括两部分:一是作用在节点上的力;二是按静力等效原则将作用在单元上的分布力分配到节点上的节点载荷。

（3）边界条件

边界条件是结构边界上所受到的外加约束。在有限元分析中,确定能够反映结构在真实应力状态的边界条件至关重要,错误的边界条件常使有限元中的刚度矩阵发生奇异。

（4）位移函数

用以表征单元内的位移或位移场的近似函数称为位移函数。如何选择位移函数直接关系到其对应单元的计算精度和力。位移函数需要满足以下条件:在单元内部必须是连续的;相邻单元在交界处的位移是连续的;位移函数必须包含单元的刚体位移。

7.2.2　下颌骨系统有限元分析的原理

有限元方法的基本思想是将连续的弹性体分割成有限个单元,以其结合体来代替原弹性体,通过研究每个单元的性质来获得整个弹性体的力学分析。有限元方法以矩阵代数和计算机计算为基础,从结构的位移出发,通过寻找位移与应变、应变与应力、应力与内力、内力与外力的关系,由已知的外力求出结构的内部应力和位移状况。自被引入口腔医学领域以来,越来越显示出其优越性,其应用也在日益扩大,在口腔医学应力研究中正占有愈来愈重要的地位[129]。

有限元分析方法的主要特点是：

（1）模型仿真度高；

（2）分析灵活方便，能够给出所需的模型任意部位的应力和位移状况；

（3）不仅能给出数值结果，还能由计算机自动绘出立体图像；

（4）一旦生物医学模型被转化为数学力学模型，就可反复使用同一模型进行各种加载状况的计算，保证了模型的完全相似；

（5）同一种计算机程序，还可用来对多种不同的模型进行计算分析；

（6）由于使用了计算机手段，庞大的数据处理变得较为容易，因而不管研究对象的几何形状、材料性质、支持条件和加载方式多么复杂，都能进行分析并迅速得出结果；

（7）应用面广、适应性强；

（8）能够通过模拟分析的方法研究实验法所不能研究的工况、得到实体实验法所难以得到的研究结果。

与其他方法相比，有限元法的主要优势在于它具有极大的通用性和灵活性。采用合适的数值方法、选用一些有效的单元以及进行有效的程序设计后，它可通过单元来有效地近似表示有复杂边界和载荷条件的下颌骨系统，并实现精确地分析[130]。有限元法求解问题的基本步骤为：

（1）求解域定义：根据实际问题近似确定求解域的物理性质和几何区域。

（2）求解域离散化：将求解域近似为具有不同有限大小和形状且彼此相连的有限个单元组成的离散域，即有限元网格划分，是有限元的关键技术之一。

（3）确定状态变量及控制方法：一个具体的问题通常可以用一组包含问题状态变量边界条件的微分方程式表示，为适合有限元分析，通常将微

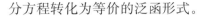

分方程转化为等价的泛函形式。

（4）单元推导：对单元构造一个适合的近似解，即推导有限单元的列式，其中包括选择合理的单元坐标系，建立单元函数，以某种方法给出单元各状态变量的离散关系形成单元矩阵。

（5）组合求解：将单元组合形成离散域的总矩阵方程，通过各种数值方法得到结构各节点的位移，单元内部任意点的位移通过节点位移插值得到。

（6）联立方程组求解和结果解释：有限元法最终导出联立方程组，其求解可用直接法、迭代法和随机法。求解结果是单元结点处应力应变等状态变量的近似值。对于计算结果的精度保证，通过与设计准则提供的允许值进行比较来评价并确定是否需要重复计算。

7.2　下颌骨系统有限元模型的建立及受力分析

7.2.1　材料和方法

1. 材料

选择患有Ⅲ类下颌骨系统疾病的男性患者病例，患者的年龄为 38 岁。该类疾病患者下颌骨系统较为完整，可进行下颌骨系统整体的受力分析。对患者的下颌骨系统部位进行 CT 断层扫描，扫描后获得人体下颌骨系统的细间距断面图像。设备由上海交通大学附属第九人民医院口腔科提供，层厚为 0.5 mm。

2. 方法

本书建立三维有限元模型的对象是人体的下颌骨系统。下颌骨系统形状复杂，在对医学图像三维重建的研究现状和已有的重建方法分析的基础上,从实际情况出发,采用 CT 扫描获取扫描图像,再对下颌骨系统进行三维重建的方法。将下颌骨系统 CT 图像输入计算机,通过获取轮廓线范围,绘制各端面的轮廓线矢量图,在图像轮廓线的基础上建立三维模型。运用 CT 扫描建模的优点如下[131]:

(1)不损坏模型。以往的很多方法都在获取模型数据的同时,损坏了模型。

(2)适用于任何复杂形态和各种密度的三维结构。传统方法只能对几何形态简单、包含数据较小、组织间有良好分辨率的研究对象进行数据建模。而 CT 扫描可以调节扫描条件,使任何复杂形态和各种密度的组织都有很高的分辨率。

(3)扫描间距可以根据需要调节。每个断层面的解剖结构清晰可见,能较真实地代表原物结构,且可以根据经验要求在一定范围改变扫描间距。

(4)简单、实用、快捷、误差小。传统建模方法操作复杂,操作的每个步骤都存在误差,导致累计误差较大。而 CT 可以直接对研究对象进行扫描,再以数字形式输出扫描结果,误差相对较小,消耗的时间少。

7.2.2 有限元模型的建立

目前,应用有限元方法进行口腔医学的研究已成为一种较为有效的方法,越来越受到国内外学者的重视。有限元法的关键是模型的建立,模型的几何性、力学相似性、网格的划分直接影响计算结果的准确性。下颌骨作为人体最复杂的系统之一,材料组成复杂,并且几何形态不规则。因此,下颌骨系统的三维实体建模是其有限元分析的重要前提。

1. 基于断层扫描图像的下颌骨模型

为了更逼真地建立实体模型,CT 扫描时采集了 112 张扫描切片,扫描后保存为 DICOM 格式图像文件,以便于导入 Mimics。建立模型的步骤

如下[132]:

（1）设置图像的前后、左右和上下六个方向，给模型定位。

（2）利用阈值设定（Thresholding）选择拟重建的部分，形成不同的蒙面，保证下颌骨边界清晰。

（3）利用区域生长（Region growing）选择热区，选择下颌骨轮廓，弃去下颌骨系统以外的其他图像。

（4）采用三维计算（3D calculation）对下颌骨系统进行重建，清楚直接地再现下颌骨系统骨组织的三维立体形态。

对 CT 图像的分割和重建后的下颌骨系统模型如图 7-1 所示。

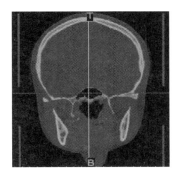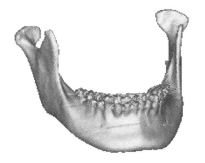

(a) 对CT图像的分割　　　　　　(b) 重建后的下颌骨系统模型

图 7-1　下颌骨系统图像的分割及重建后的下颌骨系统模型

2. 三维模型的面网格优化

若直接使用三维模型进行有限元分析计算，三维网格单元的质量将得不到保证，会导致计算时间加长、结果可信度低，需要对其进行优化[133]。图7-2和图 7-3 所示分别为优化前后的面网格和直方图的变化。

在图 7-3 中，设定最大值为 0.4，着色的三角片为质量低于最大值的三角片，显示为红色的表示质量较差的三角片，显示为黄色的代表质量一般的三角片，显示为绿色的表示质量接近于标准。

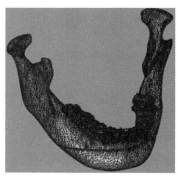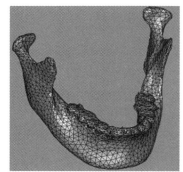

(a) 优化前的面网格　　　　　　　　(b) 优化后的面网格

图 7 - 2　面网格的优化

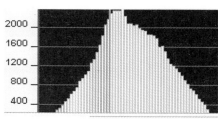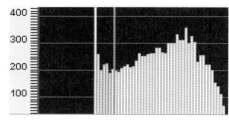

(a) 优化前的直方图　　　　　　　　(b) 优化后的直方图

图 7 - 3　优化前后的直方图

7.2.3　下颌骨系统有限元模型的应力应变分析

下颌骨系统模型面组织用 Mimics 划分为由许多三角面片单元组成的网状结构后,需要用有限元分析软件 ANSYS 对其进行离散化。对下颌骨系统施加压力载荷,通过分析每个单元从初始状态到当前状态发生的变形获得下颌骨系统的结构变化情况,运用应力应变张量来描述这种变形。

1. 下颌骨系统的离散化

在将 Mimics 处理后的几何模型导入到 ANSYS 后,在进行离散化操作之前,需要定义单元的材料属性[134]。将下颌骨组织视为均质、各向同性的线性弹性材料,通过查阅相关的资料,得出下颌骨系统模型的杨氏模量为

13 700 MPa,泊松比为 0.3[135]。

离散化过程是将下颌骨系统几何模型分割成等价的有限元模型,有限单元为三角形形状。离散化的总目标是将下颌骨系统分成充分小的元素,使得简单位移模型能近似表示精确解[136]。离散化后的下颌骨系统如图 7-4 所示。

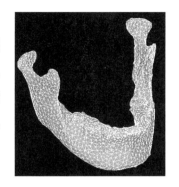

图 7-4　离散化后的
下颌骨系统

2. 施加载荷及受力情况

本书指定分析类型为静力学分析,为便于受力分析,对两侧髁突部位施加位移全约束以限制其运动。以下将在压力大小为 100 N 的情况下,对中侧、体部及角部施加压力并对相应的下颌骨系统应力分布情况进行分析。

(1) 中侧受力情况

为模拟下颌骨中侧位置受到撞击时,下颌骨系统的应力分布情况,首先设置压力方向为竖直向上方向,施加的载荷和加力前后下颌骨系统的变形情况如图 7-5 所示,图 7-6 反映了对应的等效应力分布情况。

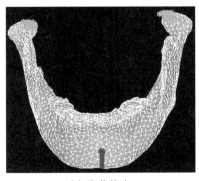
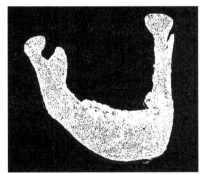

(a) 载荷信息　　　　　　　　　　(b) 变形图

图 7-5　定义的载荷信息与变形图

当压力方向为竖直向上时,节点间各个方向上的应力变化情况如图 7-7 和图 7-8 所示。

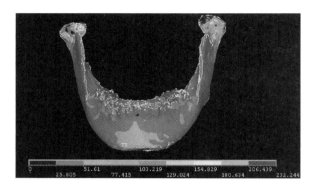

图 7‑6　等效应力分布图

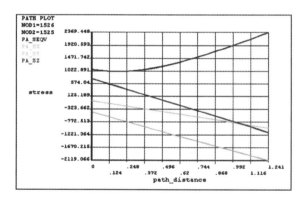

图 7‑7　相邻节点之间应力变化

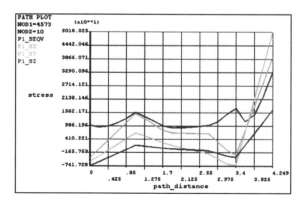

图 7‑8　不相邻节点之间应力变化

为模拟下颌骨中侧受到向内撞击时下颌骨系统的应力分布情况，设置压力方向为中侧向内，施加的载荷和相应的应力分布如图 7－9所示。

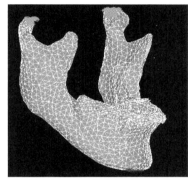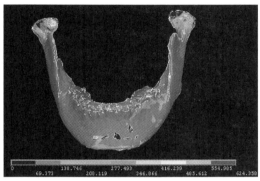

(a) 载荷信息　　　　　　　　(b) 等效应力分布图

图 7－9　中侧施加向内载荷和等效应力分布图

（2）体部受力情况

为模拟人体的下颌骨体部受到斜向的冲击时的应力分布机制，设置加力部位为左侧体部，对压力为竖直向上和斜向上 45°方向时的下颌骨系统应力情况进行分析。当压力方向为竖直向上时，施加的载荷和相应的应力分布如图 7－10 所示。

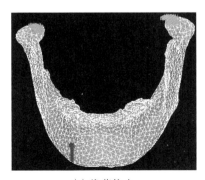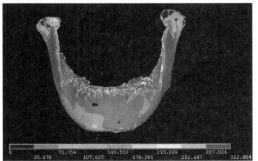

(a) 载荷信息　　　　　　　　(b) 等效应力分布图

图 7－10　体部施加向上载荷和等效应力分布图

当压力方向为向上 45°时,施加的载荷和相应的应力分布如图 7-11 所示。

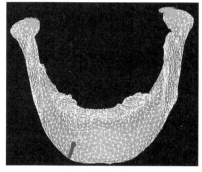
(a)载荷信息

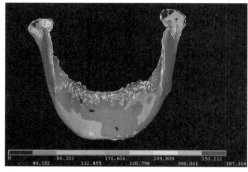
(b)等效应力分布图

图 7-11　体部施加斜向载荷和等效应力分布图

（3）角部受力情况

为模拟人体下颌骨角部受到冲击时下颌骨系统的应力分布,设置加力部位为左侧体部,对压力为竖直向上和斜向上 45°方向时下颌骨系统的应力情况进行分析。当压力方向为竖直向上时,施加的载荷和相应的应力分布如图 7-12 所示。

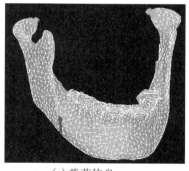
(a)载荷信息

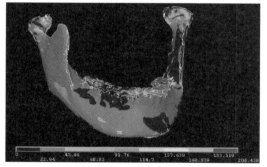
(b)等效应力分布图

图 7-12　角部施加向上载荷和等效应力分布图

当压力方向为斜向上 45°时,施加的载荷和相应的应力分布如图 7-13 所示。

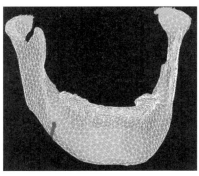

(a) 载荷信息　　　　　　　　　　(b) 等效应力分布图

图 7 - 13　角部施加斜向载荷和等效应力分布图

从不同部位下颌骨系统的受力分析可以看出,当固定髁突不动时,两侧髁突部位受到的压力最大,受伤的可能性最大。在中侧施加压力时,两侧髁突的受力情况基本类似。当在左侧角部和体部施加载荷时,左侧髁突部位的受力最大且加力部位附近区域的应力也比较大。由此可知,在有压力的情况下,加力部位和髁突最易受到损伤。临床上出现下颌骨髁突损伤症状,在很大程度上是由于下颌骨系统受到力的冲击造成的。

7.4　小　　结

有限元方法是求解数值方程的一种数值计算方法,是解决工程实际问题的一种有力的计算工具,它是将弹性理论、计算数学和计算机软件有机结合的一种分析技术。半个世纪以来,由于有限元法的通用性和高效性,它在工程技术领域中的应用非常广泛。为研究下颌骨系统的应力应变机制,本书将其运用于下颌骨系统的受力分析研究中。

本章通过对患者下颌骨系统进行断层扫描获得 CT 图像,对图像进行分割并建立了下颌骨系统的模型,通过对模型的网格化和离散化将其转化为有限元模型,并运用有限元分析软件对下颌骨系统的受力机制进行了研究,初步探索下颌骨系统发生渐进性后缩的原因,使得医生可以更直观地了解下颌骨系统损伤的致病原因,能为临床上相应手术方案的制定提供科学依据,也使患者能够更清楚地了解自己的病情和治疗情况。

第8章

结论与展望

　　本书的研究结合国家自然科学基金项目"应用旋动理论对承认渐进性下颌后缩发生机制的研究"。本书的目标在于对 MRI 医学图像进行增强，运用图像配准和融合方法将下颌骨的 CT 和增强后的 MRI 医学图像融合，运用三维重建和可视化技术，重构下颌骨系统的三维模型，对下颌骨的运动进行模拟，运用有限元分析方法对下颌骨系统的受力情况进行分析。

　　本书主要在以下四个方面展开研究：（1）对 MRI 医学图像的增强进行研究，提出了基于小波同态滤波变换的医学图像增强算法；（2）对医学图像配准和融合进行研究，重点是对基于互信息的配准度量、配准优化搜索策略和图像的融合方法进行改进，对改进的算法进行了实验验证，并对算法的性能进行了评价；（3）对医学图像的三维重建和可视化进行了研究，提出了基于边界点连接的面绘制方法和光线投射体绘制方法实现下颌骨系统三维重建和可视化；（4）对下颌骨系统的运动进行了模拟，并对下颌骨系统的受力情况进行了分析。

　　本书主要针对下颌骨系统 CT 和 MRI 医学图像的配准融合后进行下颌骨系统的三维重建和受力分析研究，为下颌骨渐进性后缩发生原因的研究奠定基础。通过对下颌骨系统医学图像的三维重建，清晰地显示了下颌骨髁突部位的构造，更有效地帮助医生了解病变后下颌骨系统的构造。通过对下颌骨系统运动的模拟和受力分析，更清楚地了解下颌骨系统的运动机制，有助于下颌骨疾病的诊断和治疗。

（1）对 MRI 医学图像的增强方法进行了分析。由于获得的 MRI 医学图像对比度比较低，很难看出图像中的内容，首先需要对其进行对比度增强，以更清晰地显示图像信息。根据医学图像的亮度-照度模型，对图像经过小波变换后的低频和高频系数运用不同的同态滤波方法进行调整来实现 MRI 医学图像的增强，并将其与常用的图像增强方法进行了比较。实验结果表明，本书提出的方法对噪声具有良好的抑制作用，增强后的图像包含更多有用的信息，图像中的细节更突出，有效改善了图像的视觉效果，有助于医生做出正确的诊断。

（2）对基于互信息的医学图像配准度量方法进行了改进，运用一种基于局部频率信息与区域互信息的双向配准方法来进行后续的配准工作。首先运用具有良好的空间与频率局部化性质和具有较好可调性的 Gabor 滤波器，对图像在多尺度、多方向上进行滤波，提取出包含方向和尺度信息的相关特征，计算相应的频率信息；接着，将得出的局部频率信息与区域互信息（RMI）按照一定的方法结合，得到双向的医学图像配准度量。按照上述的相似性度量寻找最优变换参数，对同一幅图像变换后进行配准实验，得到的结果与真实值之间的差异很小；刚性变换和弹性变换下的配准实验结果表明，本书方法比常用基于互信息的配准度量具有更好的噪声鲁棒性，平均配准误差更小，成功率更高。

（3）对配准优化算法进行了研究。探讨了现有的配准优化方法，分析了各种算法的特点。在此基础上，提出将混沌引入到优化搜索过程中，运用 Logistic 混沌映射生成寻优过程中的个体。对基本遗传算法存在的问题提出改进方案，通过增设基池和记忆池来克服其过早收敛的问题。

（4）提出小波变换下的全局与局部寻优结合的混合优化策略对进行配准参数的优化搜索框架。首先对图像进行小波变换，运用 Powell 局部优化

方法在最低分辨率下进行搜索,接着以得到的局部极值点为中心,运用
Logistic 随机数生成算法在该点邻域范围内生成全局优化搜索的初始个
体,再运用全局优化搜索方法进行全局搜索,得到该分辨率下的全局最优
点;在更高分辨率时,以后一层得到的全局最优点为起点,在前一层中运用
Powell 局部优化方法进行优化搜索,直至最高分辨率为止。

（5）在图像配准混合优化搜索框架下,将图像进行三级小波分解后,首
先用 Logistic 映射得到一个初始变换参数。接着在相同的初始位置条件
下,对最低分辨率图像分别使用纯 Powell 算法、Powell 与微粒群算法混
合、Powell 与模拟退火混合、Powell 与基本遗传算法混合、Powell 与改进
遗传算法混合方法进行了配准比较和性能评估。实验结果表明,本书提出
的 Powell 与改进遗传算法混合方法能更有效地搜索到全局最优解。

（6）对医学图像的融合方法进行研究,为更有效地融合 CT 和 MRI 图
像中所包含的信息,提出了基于非下采样曲波变换的医学图像融合算法。
运用前面提出的双向互信息度量及 Powell 与改进遗传算法结合的混合算
法进行优化搜索和配准。接着,运用基于区域特征的非下采样曲波变换融
合方法对配准后的图像进行融合,其中对低频子图像采用的是局部能量与
局部方差结合的融合策略,而高频子图像采用的是局部方差取大的融合策
略。实验结果表明,本书方法融合后的图像的评价指标均优于基于小波变
换和标准曲波变换方法得到的融合图像,说明本书方法具有更好的融合性
能和视觉效果。

（7）为帮助医生更好地了解下颌骨系统的结构和运动机制,对医学图
像的三维重建和基于 VTK 的可视化进行研究,清晰地显示出下颌骨系统
的构造,并对下颌骨系统的运动进行了模拟,绘制了髁突的运动轨迹。面
绘制过程使用的是基于边界点连接的方法,相比于常用的步进立方体方法
和移动四面体方法,绘制过程中使用了更少的三角面片、绘制时间更短,有
效解决了二义性问题。

（8）对下颌骨系统的受力进行了分析，研究了下颌骨系统的应力应变情况，可帮助医生了解下颌骨渐进性后缩的发生机制及制定相应的治疗方案。

医学图像的配准融合和可视化是目前非常活跃的研究领域。尽管本书在下颌骨系统三维重建和受力分析方面取得了一些成果，但在课题的研究过程中，发现仍有一些问题有待于进一步深入研究，下一步的研究方向及重点主要有以下几个方面：

（1）基于小波变换的同态图像增强方法需要进一步完善。在对图像进行小波同态增强算法中，本书使用的截止频率和每层的高低功能频率增益是确定的，算法的自适应能力较弱。因此，研究具有较强自适应能力的图像增强算法，保证增强后的图像具有最好的视觉效果是下一步研究的重要方向。

（2）配准度量方法的研究。虽然基于互信息的配准相似性度量能取得较好的效果，但仍存在一定的缺陷，探索更为合理有效的配准测度一直是医学图像配准研究追求的目标。

（3）配准最优化搜索方法的研究。配准测度的局部极值一直是干扰配准精度的一个重要因素，因此寻找更为有效和快速的寻优方法是图像配准研究的重要方向之一。

（4）提高配准寻优速度方面的研究。主要是研究如何提高全局优化算法在医学图像配准中的配准速度，可以在配准的时候对图像进行正方形分割，采用浏览和跳跃的方法进行更快地优化搜索，得到粗略的配准，然后再在粗配准位置的正方形中心采用对角线长为 2 的菱形进行精确的优化搜索，使得它可以适用于有实时要求的场合。

（5）非线性配准的研究。本书研究的是配准算法是基于下颌骨系统的刚性变换和仿射变换，而且目前大多数配准算法的研究都是针对刚性配准，对于非线性配准的研究局限于基于物理模型的配准。因此，如何建立有效的形变模型和确定合理的变形约束,以更有效地解决医学图像的非线性配准问题是以后工作的一个重点。

(6) 图像增强和融合的评价标准研究。在医学图像增强和融合的效果评价方面,现有的评价标准和评估方法并不完善,还有很大的改善空间。虽然有利用一些参数进行定量讨论的,但往往不能很好地与人类的视觉心理相吻合,因此如何进行增强和融合图像质量的客观评价成为增强和融合算法研究中的一个关键问题,本书未在这方面展开研究。

(7) 医学图像三维重建和可视化方面的研究。对于医学图像的三维重建和可视化,光线投影体绘制方法虽能取得较好的效果,但绘制速度相对较慢。因此,随着计算机图形技术和硬件技术的不断发展,研究如何利用图形计算单元加速面绘制和体绘制、如何以并行方式加速绘制,将是重建算法研究的一个趋势。在这方面,可对图像进行无重叠分割后,对不同的部分以并行方式进行重建,再将重建后的三维模型进行合成,可更好地满足实时性的要求。

参考文献

〔1〕 （日）谷口庆治编,樊友民译.数字图像处理（基础篇）〔M〕.北京：科学出版社,2002.

〔2〕 程天华.数字图像处理〔M〕.北京：清华大学出版社,2007.

〔3〕 Barnea D I, Silverman H F. A class of algorithms for fast digital image registration〔J〕. IEEE Transactions on Computer，1972，21：179 - 186.

〔4〕 Likar B, Pernus F. A hierarchical approach to elastic registration based on mutual information〔J〕. Image on Vision Computing，2001，19：33 - 44.

〔5〕 Barbara Z, Jan F. Image registration methods：a survey〔J〕. Image and Vision Computing，2003，21：977 - 1000.

〔6〕 陈昱.医学图像配准的研究方法纵览〔J〕.北京生物医学工程,2000,19（2）：119 - 124.

〔7〕 覃征,鲍复明,李爱国,等.数字图像融合〔M〕.陕西：西安交通大学出版社,2004.

〔8〕 Burt P J, Adelson E H. The Laplacian pyramid as a compact image code〔J〕. IEEE Transactions on Communications，1983，31（4）：532 - 540.

〔9〕 Toet A. Image fusion by a ratio of low-pass pyramid〔J〕. Pattern Recognition，1989，9：245 - 253.

〔10〕 Paul H，Nishan C，Dave B. Image fusion using complex wavelets〔J〕. British

Machine Vision Association，2002，1：487－496.

［11］ Wang H H. A new multiwavelet-based approach to image fusion［J］. Journal of Mathematical Imaging and Vision，2004，21：177－192.

［12］ Cande's E J. Ridgelets：Theory and Applications ［D］. Stanford University，1998.

［13］ Candes E J. Monoscale ridgelets for the representation of images with edges ［M］. New York：Vanderbilt University Press，1999.

［14］ Pennec E L，Mallat S. Bandelet Image Approximation and Compression［J］. SIAM Journal of Multiscale Modeling and Simulation，2005，4（3）：992－1039.

［15］ Pennec E L，Mallat S. Sparse geometric image representation with Bandelets ［J］. IEEE Transactions on Image Processing，2005，14（4）：423－438.

［16］ Qu X B，Yan J W，Xie G F. A novel image fusion algorithm based on Bandelet transform［J］. Chinese Optics Letters，2007，5（10）：569－572.

［17］ 阮春，李月卿，王昌元，等.医学图像融合技术及其应用概况［J］.医学影像学杂志，2001，11（6）：408－410.

［18］ Tananka E，Tanaka M，Watanabe M. Influences of occlusal and skeletal discrepancies on biomechanical environment in the TMJ during maximum clenching：an analytic approach with the element method［J］. Journal of Oral Rehabilitation，2001，8（9）：888－894.

［19］ Tanaka M，Hirose M & Tanaka E. Three-dimensional finite-element model of the human temporomandibular joint disc during prolonged clenching ［J］. European Journal of Oral Science，2006，114（5）：441－418.

［20］ Chen J，Xu L G. A finite element analysis of the human temporomandibuar joint ［J］. Journal of Biomechanical Engineering，1994，116：401－406.

［21］ Chen J，Akyuz U，Xu L. Stress analysis of the human temporomandibular joint ［J］. Medical Engineering & Physics，1998，20（8）：565－572.

［22］ Hart R T，Hennebel V V，Thongpreda N. Modeling the biomechanics of the mandible：a three-dimensional finite element study［J］. Journal of biomechanics，

1992，25(3)：261－286.

［23］ Del P R，Tanaka E & Tanaka M. Influence of friction at articular surfaces of the temporomandibular joint on stresses in the articular disk：a theoretical approach with the finite element method［J］. The Angle Orthodontist，2003，73(3)：319－327.

［24］ Castano M C，Zapata U，Pedroza A. Creation of a three-dimensional model of the mandible and the TMJ in vivo by means of the finite element method［J］. International Journal of Computerized Dentistry，2002，5(2)：87－99.

［25］ Herring S W，Liu Z J. Loading of the temporomandibular joint：anatomical and in vivo evidence from the bones［J］. Cells Tissues Organs，2001，169(3)：193－200.

［26］ Gaivile P，Edvinas V，Rimas S. A three-dimensional model of the human masticatory syetem，including the mandible，the dentition and the temporomandibular joints［J］. Stomatologija，Baltic Dental and Maxillofacial Journal，2007，9：27－32.

［27］ 徐凌.图像增强与去噪方法研究及其在磁共振图像中的应用［D］.上海：华东师范大学理工学院，2008.

［28］ Dawant B M，Zijdenbos A P，Margolin R A. Connection of intensity variations in MR images for computer-aided tissue classification［J］. IEEE Transactions on Medical Imaging，1993，12：770－781.

［29］ 段竹.医学图像增强算法的研究［J］.科学技术与工程，2009，9(3)：684－686.

［30］ 上官伟，李金.综合运用灰度变换方法改善超声医学图像质量［J］.应用科技，2005，32(11)：40－43.

［31］ Kim Y T. Contrast enhancement using brightness preserving bi-histogram equalization［J］. IEEE Transactions on Consumer Electronics，1997，43(1)：1－8.

［32］ Wan Y，Chen Q，Zhang B M. Image enhancement based on equal area dualistic sub-image histogram equalization method［J］. IEEE Transactions on Consume

Electronics，1999，Vol. 45(1)：68－75.

[33] Chen S D. Preserving brightness in histogram equalization based contrast enhancement techniques [J]. Digital Signal Processing，2004，14（9）：413－428.

[34] Castleman K R. Digital Image Processing [M]. New Jersey：Prentice-Hall，1996.

[35] 段群,刘小豫,吴粉侠.一种基于高频强调滤波和直方图均衡化的图像增强方法 [J].计算机技术与自动化. 2009,28(6)：95－98.

[36] Adelmann H G. Butterworth equations for homomorphic filtering of images[J]. Computers in Biology and Medicine，1998，28(2)：169－181.

[37] Guillemand R. Uniformity correction with homomorphic filtering on region of interest [C]// Proceedings of the 1998 International Conference on Image Processing，1998，2：872－875.

[38] Liviu I V，Harley R M，Arthur R W. Practical considerations on color image enhancement using homomophic filtering[J]. Journal of Electronic Imaging，1997，6(1)：108－113.

[39] Gonzales R C，Woods R E. Digital Image Processing[M]. 2nd. New Jersey：Prentice Hall，2002：117－152.

[40] Liu J，Moulin P. Information-theoretic analysis of inter-scale and intra-scale dependencies between image wavelet coefficients[J]. IEEE Transactions on Image Processing，2001，10(11)：1647－1658.

[41] Lu J，Healy D M. Contrast enhancement of medical images using multiscale edge representation[J]. Optical Engineering，1994，33(7)：2151－2161.

[42] Qi Z H，Zhang L. X-ray image enhancement based on the dyadic wavelet transform[J]. Journal of X-Ray Science and Technology，2006，14：83－93.

[43] Shensha M J. The discrete wavelet transform：wedding the a Trous and Mallat algorithms[J]. IEEE Transactions on Signal Processing，1992，40（10）：2464－2482.

［44］ Khan M A, Khan M K. A decimation free directional filter banks for medical image enhancement［J］. Information Technology Journal, 2004, 3（2）: 146 - 149.

［45］ Wang L, Chen G. A medical CT image algorithm based on the mixture scope model of wavelet multi-scale transform［C］// Proceedings of the second International Symposium on Intelligence Technology Application, 2008, 1: 310 - 314.

［46］ Heric D, Potocnik B. Image enhancement by using directional wavelet transform［J］. Journal of Computing and Information Technology, 2006, 4: 299 - 305.

［47］ Seow M J, Asart V K. Ratio rule and homomorphic filter for enhancement of digital color image［J］. Neurocomputing, 2006, 69: 954 - 958.

［48］ Dealc K, Grgic M, Kos T. Sub-image homomorphic filtering technique for improving facial identification under difficult illumination conditions［C］// Proceedings of the International Conference on Systems. Signals and Image Processing, 2006, 1: 21 - 23.

［49］ Castano C A, Westin C F, Alzois J R. Homomorphic filtering of DT-MRI fields ［C］// Proceedings of the 6th International Conference on Medical Image Computing and Computer-Assisted Intervention, 2003, 1: 339 - 341.

［50］ Fu J, Chai J W, Wong S T C. Wavelet-based enhancement for detection of left ventricular myocardial boundaries in magnetic resonance images［J］. Magnetic Resonance Imaging, 2000, 18: 1135 - 1141.

［51］ 吉永星,俎栋林,包尚联.CT 机和磁共振成像（MRI）机之间的比较研究［J］.CT 理论与应用研究,2000,9(3): 1 - 8.

［52］ Kaye J, Metaxes D N, Promiano F P. A three-dimensional virtual environment for modeling mechanical cardiopulamonary interactions［J］. Medical Image Analysis, 1998, 2(2): 169 - 195.

［53］ Maintz J B A, Viergver M A. A survey of medical image registration［J］.

Medical Image Analysis，1998，2(1)：1－37.

［54］ Gerlot P，Bizais Y. Image registration：a review and a strategy for medical applications[J]. Information Processing in Medical Imaging，1998，4：81－89.

［55］ Lester A. A survey of hierarchical non-linear medical image registration[J]. Pattern Recongition，1999，32(1)：129－149.

［56］ Josien P W P，Maintz J B A. Mutual-information-based Registration of Medical Images：A survey[J]. IEEE Transactions on Medical Imaging，2003，8(22)：986－1004.

［57］ Frederik M，Vandemenlen D. Medical Image Registration Using Mutual Information[C]// Proceedings of the IEEE，2003，10(91)：1699－1722.

［58］ Szeliski R，Coughlan J. Spline-based image registration[J]. International Journal of Computer Vision，1997，22(3)：199－218.

［59］ 张见威，韩国强. 基于互信息的医学图像配准中互信息的计算[J]. 生物医学工程学杂志，2008，25(1)：12－17.

［60］ Studholme C，Hill D L，Hawkes D J. An overlap invariant entropy measure of 3D medical image alignment[J]. Pattern Recognition，1999，32(1)：71－86.

［61］ Viola P，Wells W M. Alignment by maximization of mutual information[C]// Proceedings of Information the 5th International Conference on Computer Vision，1995，1：16－23.

［62］ Rangarajan A，Chui H L，Duncan J S. Rigid point feature registration using mutual information[J]. Medical Image Analysis，1999，4：1－17.

［63］ Likar B，Pernus F. A hierarchical approach to elastic registration based on mutual information[J]. Image and Vision Computing，2001，19：33－44.

［64］ Skouson M B，Guo Q，Liang Z. A bound on mutual information for image registration[J]. IEEE Transaction on Medical Imaging，2001，20（8）：843－846.

［65］ Tsao J. Interpolation artifacts in multimodality image registration based maximization of mutual information[J]. IEEE Transaction on Medical Imaging，

2003，22(7)：854 - 864.

［66］ Tao G Z，He R J. Symmetric inverse consistent nonlinear registration driven by mutual information［J］. Computer Method and Programs in Biomedicine，2009，95：105 - 115.

［67］ Avants B B，Epstein C L. Symmetric diffeomorphic image registration with cross-correlation：evaluation automated labeling of elderly and neurogenerative brain［J］. Medical Image Analysis，2008，12：26 - 41.

［68］ Josien P W，Antoime J B，Viergever M A. Image registration by maximization of combined mutual information and gradient information ［J］. IEEE Transactions on Medical Imaging，2004，19(8)：809 - 814.

［69］ Russakoff D B，Tomasi C R. Image similarity using mutual information of regions［C］// Proceedings of 8th European Conference on Computer Vision，2004，3023：596 - 607.

［70］ Li H，Wan Y F，Anil J. Fingerprint image enhancement algorithm and performance evaluation ［J］. IEEE Transactions on Pattern Analysis and Machine Intelligence，1998，20(8)：777 - 789.

［71］ Liu J，Venmuri B C，Marroquin J L. Local frequency representations for robust multimodal image registration［J］. IEEE Transactions on Medical Imaging，2002，21(5)：462 - 469.

［72］ Willian H P，Press S A，Willian T. Numerical recipes in C++［M］. England：Cambridge University Press，2005.

［73］ Kybic J，Unser M. Fast parametric elastic image registration［J］. IEEE Transactions on Image Processing，2003，12(11)：1427 - 1442.

［74］ Paradlos P M，Shaloway D，Xue G L. Optimization methods for computing global minima of non-convex potential energy functions［J］. Journal of Global Optimization，1994，4(1)：17 - 133.

［75］ PatricK S. Optimization in signal and image processing［D］. University of Paris，France，1999.

［76］ 唐焕文,秦学志.实用最优化方法(第二版)［M］.辽宁:大连理工大学出版社,2006.

［77］ Nelder J A,Mead R. A simplex method for function minimization［J］. The Computer Journal,1965,7(4):308-313.

［78］ Wilkinson B,Allen M. Parallel programming techniques and applications using networked workstations and parallel computers［M］. Beijing:China Machine Press,2002.

［79］ Ingber L. Very fast simulated annealing［J］. Mathematical and Computer Modeling,1989,12:967-973.

［80］ Arts E,Korst J. Simulated annealing and Boltzmann machine［M］. New York: John Wiley & Sons,1989.

［81］ Dekkers A,Aarts E. Global optimization and simulated annealing ［J］. Mathematical Programming,1991,50:367-393.

［82］ Kennedy J,Eberhart R. Particle swarm optimization［C］// Proceedings of the IEEE International Conference on Neural Networks,1995,4:1942-1948.

［83］ Eberhant R,Kennedy J. A new optimizer using particle swarm theory［C］// Proceedings of the Sixth International Symposium on Micromachine and Human Science,1995,10:39-43.

［84］ Shi Y,Eberhart R. A modified particle swarm optimizer［J］. IEEE World Congress on Computational Intelligence,1998,1:69-73.

［85］ 盛昭瀚,马军海.非线性动力系统分析引论［M］.北京:科学出版社,2002.

［86］ 王兴元.复杂非线性系统中的混沌［M］.北京:电子工业出版社,2003.

［87］ Sakaguchi H,Tomita K. Bifurcation of the couple Logistic map［J］. Progress of Theoretical Physics,1987,78(2):305-309.

［88］ 王兴元,梁庆永.复合 Logistic 映射中的逆分岔与分形［J］.力学学报,2005, 37(4):522-529.

［89］ Davis L. Handbook of Genetic Algorithms［J］. Van Nostrand Reinhold:New York,NY,1991.

［90］ Meng F L，Wu S X. Research of genetic algorithm in function optimizer based on HCI［C］// Proceedings of the IEEE International Symposium on IT in Medicine and Eduction，2008，1：1049 – 1052.

［91］ Jiang W L，Luo D T，Xu Yusheng. Hybrid genetic algorithm research and its application in problem optimization［C］// Proceedings of the Fifth World Congress on Intelligent Control and Automation，2004，3：2122 – 2126.

［92］ Mehmet C，Ozsagiam M Y. A comparative study on particle swarm optimization and genetic algorithms for traveling salesman problems［J］. Cybernetics and Systems，2009，40(6)：490 – 507.

［93］ Naser Z，Jan K S，Al-Othman A K. Real coded genetic algorithm compared to the classical method of fast Fourier transformation harmonics analysis［C］// Proceedings of the 41st International Universities Power Engineering Conference，2006，3：1021 – 1025.

［94］ 刘斌,彭嘉雄. 图像配准的小波分解方法［J］. 计算机辅助设计与图形学报，2003,Vol. 15（3）：1070 – 1073.

［95］ Jue W，Chung A C. Multimodal brain image registration based on wavelet transform using SAD and MI［C］// Proceedings of the Second International Workshop Beijing. China：Springer Verlag Press，2004：270 – 277.

［96］ 江军,於文雪,舒华忠. 鲍威尔和模拟退火算法结合的多分辨率三维图像配准［J］. 生物医学工程研究,2004,3：175 – 177.

［97］ 张汗灵,杨帆. 基于互信息和混合优化算法的多模医学图像配准［J］. 湖南大学学报：自然科学版,2006，33(1)：117 – 120.

［98］ 赵敏志,李钢,张仁斌. 图像融合技术现状［J］. 仪器仪表学报，2008，29(4)：576 – 579.

［99］ Zhang Z L，Sun S S & Zheng F C. Image fusion based on median filters and SOFM neural networks：a three-step scheme［J］. Signal Processing，2001，81：1325 – 1330.

［100］ Eggleston P A，Kohl C A. Symbolic Fusion of MMW and IR imagery［C］//

Proceedings of the Meeting in Spatial Reasoning and Scene Interpolation，1998，1003：20 - 27.

[101] Zhong Z，Blurn R S. A categorization of multiscale-decomposition-base image fusion schemes with a performance study for a digital camera application[C]// Proceedings of the IEEE，1999，87(8)：1315 - 1326.

[102] Thevenaz P，Unser M. A pyramid approach to sub-pixel image fusion based on mutual information ［C］// Proceedings of the 1996 IEEE International Conference on Image Processing，1996，1：265 - 268.

[103] 夏明革,何有,欧阳文.像素级图像融合方法与融合效果评价[J].遥感技术与应用,2002，17(4)：224 - 229.

[104] 胡良梅,高隽,何柯峰.图像融合质量评价方法的研究[J].电子学报,2004，32(12)：218 - 221.

[105] Qu G H，Zhang D L，Yan P F. Information measures for performances of image fusion[J]. Electronics Letters，2002，38(7)：313 - 315.

[106] Do M N，Vetterli M. The contourlet transform：an efficient directional multi-resolution image representation[J]. IEEE Transactions on Image Processing，2005，14：2091 - 2106.

[107] Do M N，Vetterli M. Contourlet：A directional multisolution image representation[C]// Proceedings of the IEEE International Conference on Image Processing，2002，1：357 - 360.

[108] Cunha A L，Zhou J，Do M N. The nonsubsampled contourlet transform：theory，design and applications[J]. IEEE Transactions on Image Processing，2006，15(10)：3089 - 3101.

[109] Duncan D Y P，Do M N. Directional multiscale modeling of image using the Contourlet transform［J］. IEEE Transactions on Image Processing，2006，6(15)：1610 - 1620.

[110] Veteri M. Multidimensional subband coding：Some theory and algorithms[J]. Signal Processing，1984，6(2)：97 - 112.

[111] Arthur L, Cun H, Zhou J P. The nonsubsampled Contourlet transform: theory and transform: theory design, and applications[J]. IEEE Transactions on Image Processing, 2006, 15(10): 3089 - 3101.

[112] Bamberger R H, Smith M J T. A filter bank for the directional decomposition of images: Theory and design[J]. IEEE Transactions on Signal Processing, 1992, 40(4): 882 - 893.

[113] Do M N, Vetterli M. "Contourlets" in Proc Beyond Wavelets[M]. New York: Academic Press, 2002.

[114] Qu X B, Yan J W, Xie G F. Image fusion based on neighbors and cousins information in nonsubsampled contourlet transform domain[J]. Proceedings of the 2007 International Conference on Wavelet Analysis and Pattern Recognition, 2007, 1: 1797 - 1802.

[115] Wei D M. Automatic mesh generation for multiply connected planar regions based on mesh grading propagation[J]. Computer Aided Design, 1996, 28(9): 671 - 681.

[116] Lin W C, Liang C C, Chen C T. Dynamic elastic interpolation for 3 - D medical image reconstruction serial cross sections[J]. IEEE Transactions on Medical Imaging, 1998, 7(3): 225 - 232.

[117] Lorensen W E, Cline H E. Marching cubes: a high resolution 3D surface construction algorithm[J]. SIGGRAPH'87, 1987, 21(4): 163 - 169.

[118] Dio A, Koide A. An efficient method of triangulating equi-valued surfaces by using tetrahedral cells[J]. IEICE Transactions, 1991, 74(1): 214 - 224.

[119] Marc L. Volume Rendering: Display of surfaces from volume data[J]. IEEE Transaction on Computer Graphics & Applications, 1988, 8(3): 29 - 37.

[120] Sakas G, Karangelis G, Pommert A. Advanced applications of volume visualization methods[J]. Advanced Signal Processing Handbook: Theory and Implementation for Radar, Sonar, and Medical Imaging Real-Time Systems, 2001: 7 - 71.

[121] Farias R，Mitchell J，Silva C Z. An efficient and exact projection algorithm for unstructured volume rendering[C]// Proceedings of the 2000 Symposium on Volume Visualization，2000，1：91-99.

[122] Ray H，Pfister H，Sliver D. Ray casting architectures for volume visualization [J]. IEEE Transactions on Visualization and Computer Graphics，1999，5(3)：210-233.

[123] Kajiya J T，Herzen B P. Ray tracing volume densities[C]// Proceedings of SIGGRAPH'94，1994，6：29-37.

[124] Laur D，Hanrahan P. Hierarchical splatting：a processive refinement algorithm for volume rendering[J]. Computer Graphics，1991，25(4)：285-288.

[125] Huang J，Mueller R，Shareef N. Fast Splats：optimized splatting on rectilinear grids[C]// Proceedings of IEEE Visualization 2000，2000，10：219-226.

[126] Lacroute P，Levoy M. Fast volume rendering using a shear-warp factorization of the viewing transformation[C]// Proceedings of SIGGRAPH'94，1994，6：451-458.

[127] Cox R W. Software for analysis and visualization of functional resonance neuroimages[J]. Computers and Biomedical Research，1996，26：162-173.

[128] 刘路平,由敬舜,徐剑青,等.五种咬合情况下颞下颌关节负荷的三维有限元分析[J].中华口腔医学杂志,1994,29(4)：368-371.

[129] Gal J A，Gallo L M，Palla S. Analysis of human mandibular mechanics based on screw theory and in vivo data[J]. Journal of Biomechanics，2004，37：1405-1412.

[130] Daumas B，Xu W L，Broulund J. Jaw mechanism modeling and simulation[J]. Mechanism and Machine Theory，2005，40：821-833.

[131] 赵峰,高勃,刘震侠. Dicom 标准和 Mimics 软件辅助建立下颌骨三维有限元模型[J].西南国防医药,2005，15(5)：479-481.

[132] Escott E J，Rubinstein D F. DICOM image viewing and processing software for your desktop computer：what's available and what it can do for you[J].

Radiographics，2003，23(5)：1341－1357.

[133] Kling P T，Rydmark M. Modeling and modification of medical 3D objects：The benefit of using a haptic modeling tool[J]. Studies in Health Technology and Informatics，2000，70：162－167.

[134] 尚晓江,邱峰,赵海峰. ANSYS结构有限元高级分析方法与范例应用[M].北京：中国水利水电出版社,2006.

[135] 胡凯,周继林,刘洪臣.颞下颌关节负荷的理论分析和数学计算[J].国外医学生物医学工程分册,1998,21(2)：93-99.

[136] 阚前华,谭长建,张娟. ANSYS高级工程应用实例分析与二次开发[M].北京：电子工业出版社,2006.

后 记

此书根据笔者的博士学位论文撰写而成。

三年的博士生生活是我生命中宝贵而美好的一段时光,这段记忆将永远珍藏在我心底。在论文完成的时刻,我想对关心和帮助过我的所有老师和同学表示由衷的感谢!

首先衷心感谢我的导师李光耀教授,从论文的选题、研究工作直至论文的撰写,都得到了李老师细致而耐心的指导。导师渊博的专业知识,严谨的科研作风、治学态度,宽厚博大的胸怀以及一丝不苟的精神深深地感染着我,不仅使我学到了扎实的专业知识,更重要的是培养了我勤于思考、独立思考的能力;导师为人正直,乐于奉献,在求学的几年中,耳濡目染了导师的高尚作风,这将是我终生受益的财富;导师待人热情,平易近人,在学习之外,对我的生活给予了许多的关照和帮助。在此,对李老师表示衷心的感谢!另外,特别感谢朱敏医生在医学知识方面给予的极大帮助,使我顺利完成了博士论文科研项目。

其次,感谢实验室的每一位成员,他们乐观和积极的生活态度感染着我,他们的友善和真诚使我们拥有一个融洽的氛围,真诚地感谢他们在学习和研究中对我的帮助。感谢我的同级同学对我的关怀和生活上的帮助，使我顺利完成学业。

最后，感谢一直以来给予我无私关爱的家人，他们的关心和鼓励是我的力量源泉和精神支柱。

郑　莹